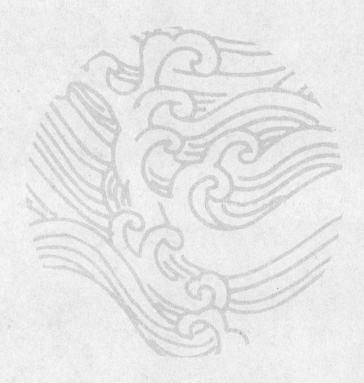

名老中医教您治颈椎病

颈椎病
自我保健不求人

崔述生 主编

崔述生全国基层名老中医药专家传承工作室　组织

全 国 百 佳 图 书 出 版 单 位

化学工业出版社

·北京·

内容简介

本书从颈椎相关科普知识、颈椎病概述、颈椎病中医药治疗与康复方法等方面，对颈椎病的预防、治疗及自我保健方法做了较为系统、全面的阐述，特别介绍了根据崔述生教授独创的颈椎"七线拨筋法"改编的颈椎保健操、自我推拿等方法，帮助读者从中医药角度认识颈椎病，并能选择正确的防治方法，进行日常的自我保健。本书适合颈椎病患者及其家属阅读，也可供从事颈椎病诊疗的相关医师参考。

图书在版编目（CIP）数据

颈椎病自我保健不求人 / 崔述生主编；崔述生全国基层名老中医药专家传承工作室组织. 一北京：化学工业出版社，2020.9

ISBN 978-7-122-37301-4

Ⅰ.①颈… Ⅱ.①崔…②崔… Ⅲ.①颈椎－脊椎病－中医疗法 Ⅳ.① R274.915

中国版本图书馆 CIP 数据核字（2020）第 113876 号

责任编辑：邱飞婵　　　　　　　　　　文字编辑：何金荣
责任校对：李雨晴　　　　　　　　　　装帧设计：史利平

出版发行：化学工业出版社
　　　　　（北京市东城区青年湖南街13号　邮政编码100011）
印　　装：北京缤索印刷有限公司
880mm×1230mm　1/32　印张6　字数98千字
2020年11月北京第1版第1次印刷

购书咨询：010-64518888
售后服务：010-64518899
网　　址：http://www.cip.com.cn
凡购买本书，如有缺损质量问题，本社销售中心负责调换。

定　　价：39.80元　　　　　　　　　　版权所有　违者必究

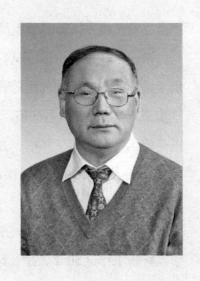

崔述生　北京中医药大学教授、主任医师，国家级名老中医，全国劳动模范。全国第六批老中医药专家学术经验继承工作指导老师，北京市第四批、第五批老中医药专家学术经验继承工作指导老师，拥有"崔述生全国基层名老中医药专家传承工作室"及"北京中医药'薪火传承3+3工程'崔述生名老中医传承工作室"。多次担任市、区政协委员。任中国中医药信息研究会正骨推拿分会会长，中国医学气功学会常务理事兼副秘书长，中国中医药学会理事，北京中医药学会正骨推拿分会顾问，中华人民共和国人力资源和社会保障部、中华人民共和国国家卫生健康委员会、国家中医药管理局、中国残疾人联合会高级职称评审委员会委员，执业医师考试委员会委员。

　　崔述生教授主持国家及省部级重点科研课题多项，其中研制用于治疗跌打损伤的外用药膏——速效损伤灵，获得北京市科技进步三等奖。《崔氏手法传承记》系列讲座获得"第二批北京中医药传承精品课程"奖项，并受到北京中医管理局的表彰。在核心期刊发表论文20余篇，出版医学专著10部，获全国中华中医药学会优秀著作奖。

　　崔述生教授师从北派一指禅代表卢英华，从事中医临床、教学及科研工作近50年，擅长运用推拿、点穴、中药内服外用治疗伤科、内科、儿科以及妇科疾患。主张"三个结合"思想——中药内治法与外治法相结合、药物治疗与非药物治疗相结合、物理疗法与手法治疗相结合。开创"拨筋派"，形成一系列独特的推拿手法，例如"头部推拿十法""颈部七线拨筋法""'3+3'治疗急性腰扭伤""腹部推拿八法""背部推拿六法""拍三拍、板三板、点三点治腰九法"，同时创编"电脑工作者'闹钟式'颈部保健操""青少年脊柱保健操"。

编写人员名单

主　编　崔述生

编　者　崔述生

　　　　王永谦

　　　　周可林

　　　　刘殿龙

　　　　孙　波

插　画　高含佳

组　织　崔述生全国基层名老中医药
　　　　专家传承工作室

前言

颈部不适，经常落枕，上背部疼痛，是哪里出了问题？

成年累月伏案工作，反复头晕、头痛，是颈椎惹的祸？

没时间运动，用几分钟动动颈部，这些症状就能缓解？

在现代社会，手机、电脑已成为人们日常工作与生活的一部分，颈椎病也已因此成为临床常见病、多发病。几乎每个人都或多或少有过颈、肩、背、上肢酸麻胀痛的经历，其原因不外乎与不良的动作习惯、生活习惯有关，例如不良坐姿、工作过劳、运动过力、保持一个姿势过久、一个动作重复过多以及受风受寒等。再者因为普遍运动不足、工作压力大、情绪波动、作息不规律等，使得这一人群还有逐步扩大的趋势。同时，在临床上我们发现，颈椎病也有低龄化倾向，在课业压力较大的学生群体中亦不少见，其中甚至包括有因该病而严重影响学业的小学生。因此，充分认识什么是颈椎病、如何预防颈椎病、如何最有效地治疗颈椎病，更重要的是如何从中医药的角度去认识颈椎病、如何正确应用中医药的手段防治颈椎病，已成为人们需要了解的问题。本书从颈椎相关科普知识、颈椎病概述、颈椎病中医药治疗与康复方法等方面，对颈椎病的预防、治疗及自我保健方法做了较为系统、全面的介绍。

"整体治疗观"是崔述生教授通过积累大量临床经验，以中医药理论为依托，将中药内治法与外治法相结合，药物治疗与非药物治疗相结合，物理疗法与手法治疗相结合的产物。绝大多数颈椎病患者均可通过综合性保守治疗、自我保健等方法进行治疗，且效果明显。尤其是根据崔述生教授提出的颈椎"七线拨筋法"改编的颈椎保健操、自我推拿等方法，以其易学、省时、疗效好而广泛应用于临床。

中医药治疗手段具有方法多、显效快、疗效好、安全且无毒副作用等独特优势。书中介绍了常见的治疗手段，包括推拿疗法、针灸疗法、牵引疗法、拔罐刮痧疗法、物理疗法等。通过对这些治疗方法的介绍，希望大家能更客观全面地认识并了解中医药治疗颈椎病的思路与方法。

本书的出版得到"基于'道术结合'思路与多元融合方法的名老中医经验传承创新研究（项目编号：2018YFC1704100）"和"东部地区名老中医学术观点、特色诊疗方法和重大疾病防治经验研究（课题编号：2018YFC1704102）"的支持。

编者

2020年5月

目 录

第一章　我们的颈椎

第二章　颈椎的"使用说明书"

第三章　颈椎"故障大合集"

第四章　颈椎"修理手册"

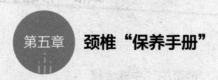

第五章　颈椎"保养手册"

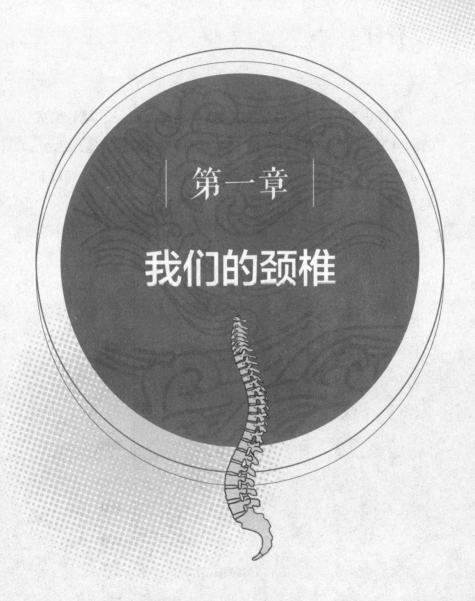

第一章

我们的颈椎

○ 脊柱

脊柱由7块颈椎、12块胸椎、5块腰椎及骶骨、尾骨组成（图1-1）。从婴儿呱呱坠地起，到学会抬头、翻身、爬、站立、行走等等无一能离开脊柱及其周围肌肉的支持和帮助。颈椎无疑是其中最为"重要"的部分。

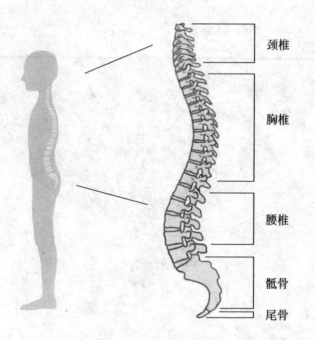

颈椎

胸椎

腰椎

骶骨

尾骨

图1-1　脊柱的组成

颈椎病自我保健不求人

◯ 颈椎

首先，颈椎是连接人身体头部与躯干的重要部位，像一座"独木桥"连接两端，大脑与躯干四肢的神经传导更是要经过颈部实现"上传下达"。其次，颈椎又是脊柱中最为灵活的部分，它通过7节椎骨的复合运动，能完成复杂的运动，除结构特殊的寰椎外，其余椎骨都由1个椎体、1个椎弓及7个突起构成。颈椎的特点为棘突分叉（除第1、第7颈椎外）、横突有孔、椎体连起来构成关节。颈椎整体结构见图1-2。

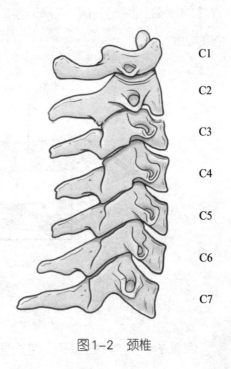

C1
C2
C3
C4
C5
C6
C7

图1-2　颈椎

寰椎

七块颈椎中，最特殊的就是寰椎。寰椎——第1颈椎（图1-3），看上去像一个指环，是由两个侧块、前后弓共同构成的骨环，英文名为阿特拉斯（Atlas），即"擎天神"的意思。前后弓相连处的骨性粗大即侧块，形似巨人的双肩，同时寰椎处于脊柱的顶端，撑起头颅，"擎天神"的名字，形象生动地解释了它的功能。

齿突关节面

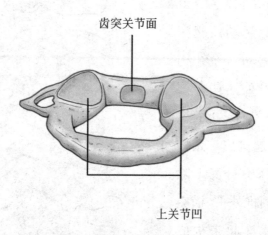

上关节凹

图1-3 寰椎

寰椎的特点是"三无"，即无椎体、无棘突、无关节突。寰椎上关节凹和枕髁构成关节——寰枕关节，抬头、低头的动作与这个关节关系密切。

枢椎

枢椎，即第2颈椎（图1-4），最大的特点是齿突，椎体相对较小，枢椎与寰椎构成寰枢关节，齿突就像嵌入寰椎的轴一样，因此称为枢椎。寰枢关节的功能与左右摇头密切相关（图1 5）。

正常情况下，枢椎的两个侧块与齿突之间距离相等。

第3～7颈椎

第3～7颈椎均有椎体、椎弓根、椎弓板、横突、上下关节

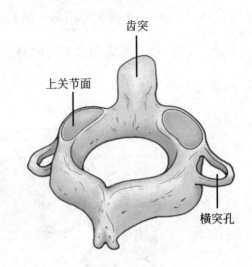

齿突

上关节面

横突孔

图1-4 枢椎

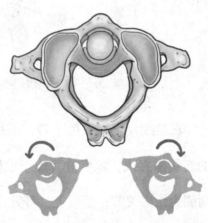

寰枢关节，主要起颈部左右旋转的作用

图1-5 寰枢关节

005

第一章 我们的颈椎

突、关节突峡部和棘突等结构（图1-6）。其中第7颈椎的棘突比较长，低头时，颈部后最下面的隆起就是它的棘突，所以也叫隆椎或大椎。

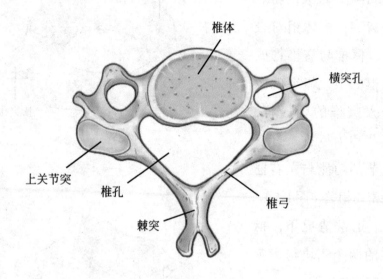

图1-6　典型的颈椎结构（上面观）

在X线片上，正位上看，颈椎自上而下基本等大，且边缘的连线呈直线，棘突分叉位于椎体中央，横突位于两侧，椎体两侧为钩椎关节；侧位上，可见颈椎曲度呈"C"形，即前凸呈弧形排列，各椎体呈方形，椎间隙前高后略低。正常颈椎的椎体前缘、椎体后缘、关节突和棘突基底部的连线呈平滑曲线。

颈椎病自我保健不求人

椎间盘

椎间盘是椎体间的主要连结结构，7节颈椎之间除第1、2颈椎之间没有椎间盘外，其余均各有一个椎间盘。

椎间盘（图1-7）由三个部分组成，即纤维环、髓核和软骨板，即中间是髓核，髓核周围包裹着纤维环，与上下的椎体间还有软骨板（也称终板）相隔。椎间盘富有弹性，因此相邻椎间有一定限度的活动，能使其下部椎体所受的压力均等，起到缓冲压力的作用，并减轻由足部传来的外力，使头颅免受震荡。颈椎椎间盘的总高度是颈椎的25%左右；颈椎间盘的前部较后部高，从而使颈椎具有前凸曲度。

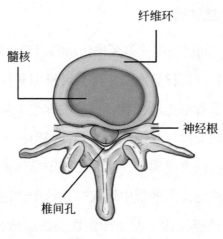

图1-7　椎间盘

纤维环为椎间盘周边部的纤维软骨组织，质地坚硬而富有弹性。它有深浅之分：浅部纤维分别与椎体的前纵韧带和后纵韧带相连接；深部纤维则依附于软骨板上甚至可达椎体内骨质，与中心部髓核相融合。纤维环前部较厚，髓核偏后，故髓核多见向后方突出或者脱出。

髓核是由软骨细胞和蛋白多糖黏液样基质构成的弹性胶状体，含水量很高。髓核为纤维环所包裹，使椎间盘像一个体积不变的水袋。髓核如同一个滚珠轴承，椎体在其上滚动，髓核将所承受的压力均匀地传递到纤维环。髓核的弹性和张力与其含水量的改变有密切关系，含水量减少时其弹性和张力均减退。随着年龄增长，髓核的含水量逐渐减少。

1.椎间盘与颈椎病

目前认为椎间盘的变性是颈椎病所有病理生理过程的基础。随着年龄的增长，髓核含水量下降，纤维网和黏液样基质逐渐被纤维组织和软骨细胞所代替，髓核的弹性下降、缓冲作用减弱。纤维环组织变性，纤维变粗，弹性减退，在周边部发生裂隙，髓核组织可以由此脱出，同时使附于椎体缘的骨膜及韧带掀起、出血、机化，当椎管中进入髓核这个"陌生人"后，会继发身体某些免疫反应，发生无菌性炎症、神经组织水肿等，因而压迫和刺激颈神经根、椎动脉、脊髓等，形成各型颈椎病。

2.椎间盘的血液供应

椎间盘的血液供应，在胚胎期来自相邻和周围的血管（主要是椎间动脉），血管穿过软骨板分布于髓核周围，不进入髓核内。出生后，血管开始发生变异并逐步纤维化，使血管完全闭塞。因而成年人的椎间盘没有直接的血液供应，仅靠渗透进行新陈代谢，这就是髓核容易发生脱水、椎间盘较易发生退变的主要原因。由于软骨板中原来的血管通路仍存在，故髓核有可能经此通路而凸入椎体内，形成"许莫氏结节"，成为椎间盘突出的一个特殊类型。

正常椎间盘及椎间盘的病理改变如图1-8所示。

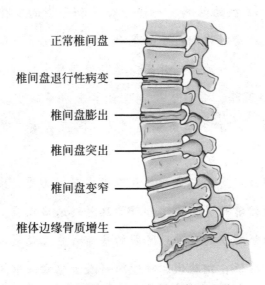

图1-8　正常椎间盘及椎间盘的病理改变

椎间盘的退变和免疫反应

颈椎病的早期，椎间盘软骨板钙化，血管减少，终板细胞凋亡增加。最早可以看到退变椎间盘组织中存在大量凋亡的软骨细胞，凋亡是退变椎间盘组织中活性细胞减少的主要因素。退变椎间盘内正常活力细胞减少，胶原构成改变。早期病理改变为椎间盘细胞数量减少及椎间盘基质的蛋白多糖的结构、功能、含量和类型的改变。有研究证实，退变时椎间盘中的蛋白多糖含量明显下降，纤维环中Ⅰ、Ⅱ型胶原比例升高，退变椎间盘中蛋白多糖和胶原的比率下降，蛋白多糖减少使其含水量减少。基质内细胞数量减少和蛋白多糖损耗是椎间盘基质退变最早的表现。

椎间盘退变的发生与其营养供应密切相关。椎间盘的营养主要依靠软骨板通路和纤维环外周通路供应，当椎间盘周围血供减少时，导致降解的基质大分子聚集和椎间盘内水含量降低，细胞代谢功能障碍或者死亡，椎间盘内压力明显增高并引起软骨板破裂，椎间盘物质通过裂口进入椎体，妨碍了椎间盘营养的供应，更加快了椎间盘退变和突出的发展。

椎间盘是人体最大的无血管封闭结构，组织被纤维环包绕，自出生以来与自体血循环隔绝，因而具备自身抗原性。当髓核破裂、椎间盘突出时，髓核中的隔绝抗原与机体免疫系统接触，激发出免疫反应，相当于注射了疫苗引起的免疫反应，只不过该免疫反应是自身免疫反应，可以引起椎管内组织炎症反应，产生局部疼痛和神经根刺激症状。椎间盘组织中的Ⅰ型胶原、糖蛋白和软骨板基质是潜在的自身抗原，可激发机体产生由迟发超敏反应性T细胞和细胞毒性T细胞介导的细胞免疫反应，导致椎间盘的早期退变。T细胞和B细胞及椎间盘抗原的不断作用会产生体液免疫反应，表现为血清免疫球蛋白的升高；同时神经根损害引起的脱髓鞘变性物质和椎间盘抗原物质进入脑脊液，可刺激中枢神经系统免疫活性细胞产生免疫球蛋白。正常椎间盘中无巨噬细胞存在，脊神经根被压迫后，椎间盘髓核组织作为自身抗原引发自身免疫反应；当很多巨噬细胞出现在脱髓鞘神经纤维中时，由巨噬细胞分泌某些活性物质可对白介素、肿瘤细胞坏死因子、环氧合酶等的活化起促进作用，可介导自身免疫反应，引起椎间盘和神经根的损伤。另有研究证明，Ⅳ型胶原也参与了椎间盘组织的免疫反应，是椎间盘退变的早期指标之一。

钩椎关节和关节突关节

椎体上面的后缘两侧有向上的钩状突起称为钩突，它们与上位椎体下面的后缘两侧呈斜坡形对应部分相对合，称为钩椎关节。钩椎关节位于椎间盘的侧后方，一方面它能防止椎间盘向侧后方突出；另一方面它发生退变、增生时，会压迫神经根、椎动脉。

关节突关节也叫小关节，位于椎体的后部。小关节紊乱、错位是颈椎错位的常见原因。

颈神经

颈部的神经包括中枢神经（颈髓）和周围神经（脑神经、脊神经、自主神经）。

1.脊髓

脊髓是低级神经中枢，上接脑干的延髓（图1-9），在颈部和腰部各有1个膨大处，颈膨大自颈髓第3节至胸髓第2节，在颈髓第6节处最粗，这是人类进化的结果，因为手的精细活动复杂，所以控制它的神经中枢肯定也要相对发达。但如果把脊髓比作车库中的车，椎管就相当于车库，随着人类的祖先逐渐进化，掌握越来越多的精细活动，这导致原本的脊髓组织也随

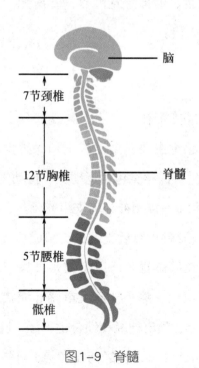

脑

7节颈椎

12节胸椎 脊髓

5节腰椎

骶椎

图1-9 脊髓

之膨大，相当于由小汽车换成了小卡车，但车库并没有随之变大，这也就导致了在脊髓膨大处由退行性等原因引起的骨质增生、椎间盘突出，更容易压迫颈髓。

2.脑神经

在人身上的12对脑神经中，第9～12对脑神经与颈椎有关，分部在咽部、舌部、耳内、胸锁乳突肌及斜方肌和内脏器官，受到影响会出现舌、咽部感觉障碍，耸肩无力，心率加快，腹胀，消化不良等症状。

3.脊神经

颈髓发出神经支配枕、项、上胸及部分上肢皮肤感觉，并呈节段性分布。感觉主要包括浅感觉和深感觉。浅感觉包括触觉、痛觉、温度觉；深感觉包括运动觉、振动觉、位置觉。

（1）颈丛　第1～4颈神经前支组成颈丛，支配颈、外耳及枕部皮肤感觉；第2颈神经后支的皮支组成枕大神经，支配同侧枕顶部至前额部皮肤感觉。所以上位颈椎病变时累及枕大神经后出现颈后部疼痛和头痛、枕部沉重感等症状。另外，还有枕小神经、耳大神经、颈皮神经和锁骨上神经、膈神经等。

（2）臂丛　第5～8颈神经前支和第1胸神经前支的大部分

纤维组成臂丛神经，支配上肢各结构，终末支组成肌皮神经、正中神经、尺神经、桡神经和腋神经等。颈椎病变累及臂丛神经时表现为肩痛、手指麻木及部分肌萎缩。

4.自主神经

自主神经，又叫内脏神经，顾名思义是不以人的意志为转移的。它包括交感系统和副交感系统。

当椎体不稳或骨质增生时出现交感神经刺激症状，如眼睑下垂、视物模糊、偏头痛、心前区疼痛等表现。巨大的颈椎前缘骨刺可刺激咽后壁及食管而引起吞咽困难或咽部异物感。另外，交感神经受刺激后还可造成椎动脉舒缩障碍，引起椎动脉供血不足。

颈交感神经分布于颈髓前角基底部，第4～8颈神经根有交感神经细胞，其节前纤维与第5颈神经根至第11胸神经根相伴并离开脊髓。其节后纤维进入脊神经，分别与颈神经连结并相互吻合，上行至颅内与颅神经连结。其分布范围广泛，可伴随颈外动脉支配面部的汗腺和血管；伴随颈内动脉并支配大脑、眼底、瞳孔、眼睑平滑肌、腺体和立毛肌；伴随椎动脉支配脑干、小脑、大脑颞叶、枕叶底部和内耳血管；伴随脑脊膜返支进入椎管，分布于椎管内血管。

颈交感干有哪些神经节?

颈交感干位于颈动脉鞘后方,颈椎横突的前方。每侧各由颈上神经节、颈中神经节、颈中间神经节、颈下神经节及其节间支组成。

颈上神经节:呈梭形或扁圆形,为颈神经节中最大的一个。其位置相当于颈椎第1~3横突水平,前面覆盖椎前筋膜和颈内动脉、颈内静脉、迷走神经及副神经。颈上神经节发出的节后纤维大部分进入三个颈椎并发出多个小分支,其名称分别为:颈内动脉神经、颈内静脉神经、颈外动脉神经、心上神经及咽支,并常发出支配上颈部韧带和骨等分支。

颈中神经节:其形态变化较大,多呈卵圆形,位于第5、6颈椎椎体水平。它的节后纤维进入第4、5颈神经。在甲状腺下动脉前侧方,与颈下神经节较接近。神经节之间有多支或双支的节间支,并可形成襻状包绕锁骨下动脉近侧和椎动脉,分别称为锁骨下襻和椎动脉神经节。颈中神经发出分支至第4~6颈神经灰交通支、颈总动脉丛、甲状腺下丛及心上神经等。

颈中间交感神经节：在第6颈椎椎体水平。有时单独存在，有时与颈中交感神经节合在一起。其节后纤维进入第4、5颈神经。

颈下神经节：位于第7颈椎横突和第1肋骨之间、锁骨下动脉发出椎动脉的后方、第8颈神经前侧。颈下神经节的分支至第6～8颈神经的灰交通支、椎动脉丛、锁骨下丛和心下神经。椎动脉丛支配同侧颈段、颅内段的椎动脉，并与颈上神经共同支配基底动脉。颈下神经节与第1胸神经节组成较大的星状神经节，其节后纤维形成与椎动脉伴行的椎神经进入第4～7颈神经。

当颈椎遭受外伤或患有颈椎病时，颈交感神经纤维受到刺激可引起血管收缩和疼痛。

颈部血管

椎动脉发自锁骨下动脉，经上位6个颈椎横突孔绕过寰椎侧块后方，跨过寰椎后弓的椎动脉沟，经椎骨大孔进入颅腔（图1-10）。两侧椎动脉在颅腔汇合，组成基底动脉。基底动脉和颈内动脉供应了大脑所需的血液。椎动脉分管大脑半球的枕叶、小脑和脑干。

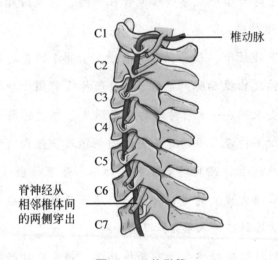

图1-10 椎动脉

左、右两侧的椎动脉常常粗细不一致，左侧的椎动脉多较右侧粗大。因此，椎动脉不对称不是椎基底动脉供血不足的客观指标。

颈部肌肉

颈是头与躯干之间的部分，在解剖上，将颈部划分为前、后两部分。在斜方肌前缘后方的部分为后部，称为项部；在斜方肌前缘前方的部分为前部，即通常所谓的颈部。

颈部肌肉中，标志较明显的是胸锁乳突肌和斜方肌上束，其中胸锁乳突肌位于颈侧，当我们做侧头并后仰的动作时，可轻易地在颈前发现这条肌肉；斜方肌上束位于颈后，它分布在颈后脊柱至肩峰的三角形区域。一侧胸锁乳突肌收缩使头向同侧屈，并转向对侧；两侧胸锁乳突肌同时收缩则使头后伸。两侧斜方肌上束同时收缩使头后仰；单侧斜方肌上束收缩使颈部向同侧倾斜，头向后仰并旋向对侧。

颈部韧带

颈部韧带（图1-11）有前纵韧带、后纵韧带、黄韧带、棘间韧带、项韧带。

（1）前纵韧带　起于枕骨，向下经寰椎及椎体的前面，止于骶骨前面，是人体最长最宽厚的韧带，与椎体及椎间盘边线紧密相连。其主要作用是限制脊柱的过度后伸活动，位于颈椎的部分能对抗头颅的重量，增强颈椎的稳定性。

（2）后纵韧带　位于椎管的前壁，起自第2颈椎，沿椎体的后壁，连结椎间盘，止于骶骨。它与椎体缘及椎间盘紧密相连。

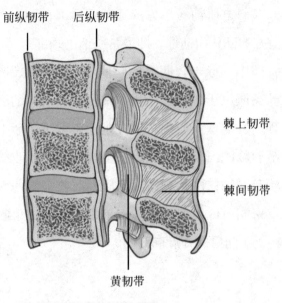

前纵韧带　后纵韧带

棘上韧带

棘间韧带

黄韧带

图1-11　颈部韧带

其主要作用为连结椎体并防止脊柱过度前屈。颈部反复多次的劳损，可引起后纵韧带出血、钙化，压迫脊髓，引发脊髓型颈椎病，并对椎间盘的约束作用下降，加速颈椎病的发生。

（3）黄韧带　位于椎管后的两个椎弓板间，起于上一个椎弓板的前下方，止于下一个椎弓板的后上方，呈叠瓦状，扁平、坚韧。由于其呈浅黄色，故有此称。黄韧带弹性较大，有较强的伸缩性，可协助颈部肌肉维持头颈直立。黄韧带退化肥厚或钙化，可使椎管狭窄，压迫脊髓而引发脊髓型颈椎病。

后纵韧带和黄韧带增生与钙化如图1-12所示。

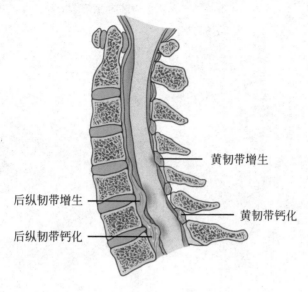

图1-12 后纵韧带和黄韧带增生、钙化

（4）棘间韧带 介于相邻棘突之间，前缘接黄韧带，后方移行于棘上韧带，在腰部较宽厚而颈部较薄弱。其作用为限制颈椎的过度前屈。

（5）项韧带 棘突之上的连接为棘上韧带，但在颈椎部自第7颈椎棘突向上移行者称为项韧带。位于颈后部，呈三角形，底面向上附于枕骨，尖端向下连于棘突及下部的棘上韧带。其作用为限制颈椎过度前屈。长期伏案工作者，由于项韧带反复多次持续性劳损，可出现出血、钙化或骨化。项韧带钙化在颈椎病患者中相当多见。

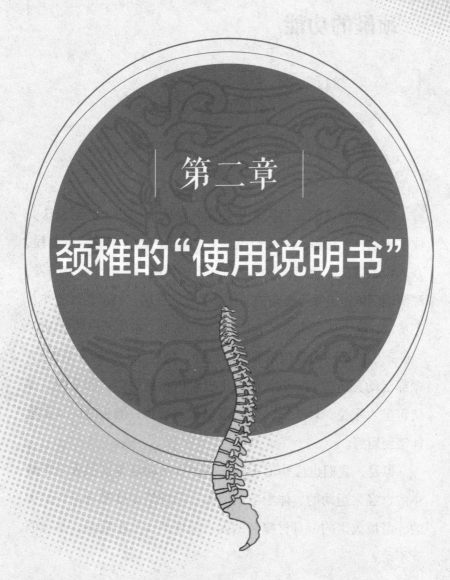

第二章

颈椎的"使用说明书"

颈椎的功能

运动和杠杆功能

在门诊时常能见到因颈椎病发作而不能摇头，甚至无法完成喝水动作的患者。当我们连点头、摇头的动作都吃力的时候，方才想起颈椎对我们日常生活所作出的贡献，潇洒地一撩秀发、深情地回眸一笑等等有趣的动作都是它完成的。但灵活就意味着不稳定，这也是颈椎较容易出现小关节紊乱、椎体不稳的原因。

颈椎的运动大致包括前屈、后伸、侧屈以及旋转（图2-1）。颈部活动灵活的人，低头时，下巴可以顶到胸口；仰头时，鼻梁可呈水平位；转头时，下巴可以碰到肩膀；侧头时，耳朵也能碰到肩膀。

但是，我们也应知道不同人的颈椎活动度差别很大：年龄小的、经常运动的、体型苗条的人，颈椎活动度较大；年纪大的、习惯久坐的、身材臃肿的人，颈椎活动度小很多，甚至僵硬不动。

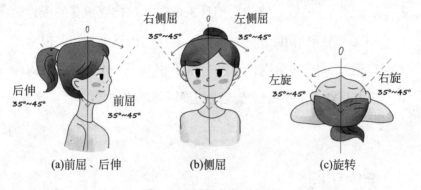

图2-1 颈椎的运动范围

负重、减震功能

头颅是人体的"指挥官",而支撑它的责任完完全全落在了颈椎的身上。颈椎不仅保护着自颅内发出的神经、血管等组织,还保持着头颅的稳定,保持重心不偏不倚。颈椎病患者常常会感觉头重脚轻,坐着常会用手托腮支撑头部,甚至穿上高领的衣服都会觉得沉重。

减震主要靠颈椎的生理弯曲,就像弹簧一样,有缓冲震荡的作用。X线片报告上常见的颈椎曲度变直、反弓,都会影响到它的减震功能。

当颈椎曲度改变后,颈椎的负重会明显增加,例如:人的头颅重量是4～5kg，当头向前移3cm时，颈椎要承受的压力相当于13kg重物对颈椎造成的压力，若再向前移动3cm，相当于要承担超过20kg的重物，而这个重量相当于一个6岁男童的体重。日积月累，由不良姿势造成的损伤是难以想象的。

保护功能

颈椎结构的椎管、椎间孔、横突孔都是神经和血管的通道，其中最重要的脊髓则位于椎管内。但保护和"软禁"往往是同时存在的，颈椎的这些结构就像保镖一样，组成通道，可"保镖"一旦变成"内患"，往往就出现了大问题。颈椎也是如此，正常的颈椎能保护脊髓、神经根和椎动脉，而椎间盘突出、骨质增生等问题的出现就会伤害这些结构。

◯"钣金"——肌肉结节与条索

提到颈椎病的治疗，我们常说在颈部好像能摸到一个"筋疙瘩"，或者肌肉发硬、板结，这其实是由各种急性损伤后遗症或慢性劳损形成的无菌性炎症病变的化学性刺激造成的。

像一座桥一样，桥面的形状如何，要看桥墩和钢筋如何支撑。而对于颈椎来说，颈椎的椎体就是桥面，椎体周围的肌肉、韧带等软组织就是桥墩和钢筋。肌肉的急性损伤或慢性劳损是颈椎病出现的第一个环节。

在颈椎病早期，我们常常在颈、肩、背部和锁骨上窝等处，特别是在肌肉和筋膜、骨骼附着处，出现疼痛。这时并没有出现椎间盘、椎体、韧带变性，也没有曲度改变、颈椎失稳、"骨错缝"等表现。也就是说，颈椎病除了外伤直接导致的骨折、脱位、急性损伤外，绝大部分都是从软组织损伤发展到椎间盘突出、骨质增生的。软组织损伤可以引起疼痛和运动障碍，同时颈部僵硬也是软组织的保护性肌痉挛。

颈椎病中后期，颈神经根受压是最常见的症状，即出现上肢与神经节段相对应的酸麻胀痛。通常骨科医生会告诉我们是椎间盘突出压迫了神经根，需要手术才能解除这种压迫。但在通过推拿、自我锻炼治疗颈椎病的过程中发现，锻炼胸锁乳突肌、斜角肌、项伸肌群及肩胛周围肌肉对治疗一部分上肢传导痛有立竿见影的效果。通常在治疗过程中，与症状相类似的疼痛感可被引出并加重，但在治疗后即感觉症状显著减轻。在治疗过程中并没有解决先前提到的椎间盘对神经根的压迫，这说明了肌肉的结节、条索（软组织损伤）会引起类似神经根受压的症状。

　　对于神经根受压引起症状这一话题，在学术界本就存在争议。在研究中发现，单纯的急性机械性压迫刺激正常神经根所产生的表现是麻木至麻痹，按压迫的不同程度有差异；渐增的慢性机械性压迫刺激正常神经根，由于神经组织具有强大的抗压作用，一般不易引起神经压迫征象，即不易产生疼痛。而大部分颈椎病患者是因为不良的工作习惯、生活习惯逐渐出现颈椎病的症状，即慢性压迫；少数人是由外伤、意外所造成的急性损伤，即急性压迫。从这个角度来讲，慢性压迫，也就是我们常说的退行性改变，不是产生疼痛的直接原因。但同时，我们可以想象，当神经根通行的"管道"受压迫变窄，伴随日常生活，其与"管道"间的摩擦更容易产生无菌性炎症，由无菌性炎症引起疼痛，而非压迫，从这一方面考虑，颈椎退变与颈椎病依然是密切相关的。不过对于大部分人来说，肌肉等软组织的损害是直接原因或诱因，退变是病理基础的重要部分，而退变本身并非病因。在推拿治疗中，医生往往要通过评估椎管外（软组织）和椎管内（椎体、椎间盘、椎管、椎动脉等）两方面因素来制订治疗方案。

○ "线路检查"——颈椎"七线"

笔者通过数十年临床所得，根据颈椎的解剖特点、经络走行、疾病特点、临床经验总结出推拿治疗颈椎病的七条线路，定位根据经络、穴位，治疗多采用揉拨的方式，称为"七线拨筋法"。颈椎"七线"分布（图2-2）如下：

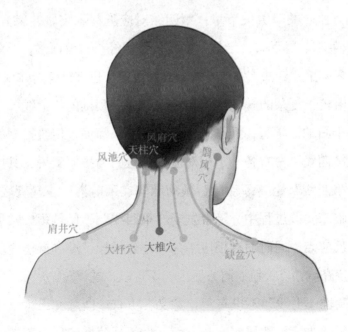

图2-2 颈椎"七线"

第一线：督脉风府穴—大椎穴；

第二线（左右各一）：足太阳膀胱经天柱穴—大杼穴；

第三线（左右各一）：足少阳胆经风池穴—肩井穴；

第四线（左右各一）：手少阳三焦经翳风穴—足阳明胃经缺盆穴。

"七线"概括了大部分与颈椎相关疾病的解剖结构（肌肉、骨、关节等）。例如，第一线，即督脉、后正中线，对应项韧带、棘突；第二线对应头棘肌、半棘肌、棘突根等；第三线对应斜方肌、关节突关节等；第四线对应胸锁乳突肌、斜方肌、颈椎横突等。同时，"七线"的定位按照经络穴位而来，治疗过程中多采用指针法点穴的方式，对中医诊疗思维也有所体现。

相较于复杂的解剖结构和经络学说，颈椎的"七线"分类法易于归纳、学习，操作时也相对安全、简便。传统推拿教材常把第四线（左右各一）相对应的位置归为推拿禁忌，其原因是"第四线"距离颈动脉、颈动脉窦、颈前淋巴、气管较近。但在临床实践过程中，笔者发现"第四线"不仅是颈椎常见病灶的反应点，同时通过相应治疗，疗效极佳，推拿操作时应严格吸定在胸锁乳突肌、斜方肌上，不可以"越界"。

颈椎"七线"不仅有治疗意义，更有诊断意义，可以体现中医"治未病"的思想。一方面，大部分颈椎病是由于慢性劳损造成的，是一个从量变到质变的过程，该过程的核心是颈椎周围的肌肉、韧带是否存在无菌性炎症，而"七线"为我们寻找"痛点"即无菌性炎症点提供了位置参考；另一方面，我们对大部分疾病的认识停留在"头痛医头、脚痛医脚"的层面，很多患者在治疗颈椎病之初，会问医生，"我是胳膊难受你为什么要按脖子？按脖子能解决我胳膊的问题吗？"答案是不仅能，而且如果哪里痛医哪里，也许能缓解症状，但绝不会有治疗作用，这也是我们不推荐患者去没有行医资格的按摩店、美容院做治疗的原因。颈椎"七线"在一定程度上能够准确诊断目前患者的症状以及疾病的发展趋势，根据与颈神经根节段、神经体表投影位置等相对应的压痛点，往往能对目前的病情作出相对应的判断，但这需要医生有一定的经验。

◯ "结构调整"——颈椎曲度与颈椎曲度紊乱

正常的脊柱从正面看是直的，从侧面看有一个前凸、"C"形的生理弯曲，就是颈椎的生理曲度，这一向前呈弧形凸起的颈椎曲度的形成是由于第4～5颈椎间盘前厚后薄造成的，这是人体生理的需要。婴儿出生的时候都是蜷缩着的，此时颈椎曲度与成人相反，是后凸的；3个月后婴儿逐渐学会抬头挺胸，从此时起，随着骨的发育，颈椎曲度也逐渐稳定。

颈椎的曲度能起到一定的缓冲震荡的作用，防止大脑的损伤，同时也是颈部脊髓、神经、血管等正常的生理解剖需要。但在学习、工作以及日常生活中不良习惯的影响下，逐渐出现肌肉劳损、炎症，进一步出现颈椎该直的不直、该弯的不弯等诸多问题，从而进一步影响椎间盘、神经、血管等。X线诊断报告上所说的颈椎生理曲度的改变如变小、变直，甚至向后反弓，就提示了颈椎病的存在。

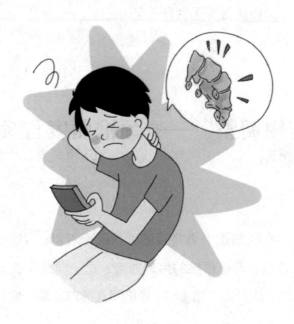

"正常的磨损"——关于颈椎骨质增生

正确认识骨质增生

骨质增生，也称骨刺，是关节软骨长期磨损后，软骨下的骨松质裸露处被反复刺激而出现新骨形成尖刺，使骨质增生处相关肌肉、韧带、关节囊、滑膜及关节液等发生了一系列病理改变。骨质增生是人体整个生长过程的一种表现，主要与年龄有关。骨质增生是人类生老病死过程中不可避免的现象。很多药品、保健品所谓能"化骨刺"的说法是毫无科学根据的。

40岁以上的人有45%～50%出现骨质增生；60岁以后的人，80%以上或多或少会出现骨质增生；年满70岁者，几乎在X线片上都有骨质增生的表现，多数人并不出现临床症状。颈椎部位的骨质增生，是人们在长期的工作及生活中，由于颈椎受到慢性劳损或损伤出现的退行性改变和代偿的表现，也是颈椎为适应力的变化而出现的一种防御性反应，既是生理的，又可能转变为病理的；它既可以使由于颈椎间盘变性不稳定的颈椎变得较为稳定，但也可能对周围神经、血管产生压迫，出现相应的临床改变。可见颈椎骨刺是造成颈椎疾病的原因之一，但不是诊断颈椎病的主要依据，因为从临床观察来看，颈椎病的症状与骨刺的有无和大小不成比例。

颈椎病可以有骨质增生，但有骨质增生的并不都是颈椎病。

颈椎病是由颈椎退行性改变、骨质增生和颈椎间盘退行性改变导致的无菌性炎症，压迫和刺激神经、血管而引发症状，其病情的严重程度与颈椎骨质增生的轻重并不呈正相关。常可见到颈椎骨刺很大，甚至形成骨桥，但患者症状很轻或毫无症状；有的骨刺很小，却因无菌性炎症的存在而使患者痛得厉害。经过治疗，尽管骨刺依旧，但消除了炎症，也就去除了症状，达到了临床治愈的目的。

骨质增生的形成原因

椎间盘变性塌陷后，其两端椎体周围的韧带是松弛的。由于前、后纵韧带松弛变性，已失去防止颈椎过度活动的能力，因此椎体的异常活动即可刺激椎体边缘的骨膜，使新骨形成而生成骨刺。此种方式形成的骨赘，多见于慢性损伤。

急性外伤可使向四周突出的纤维环将椎体骨膜及前、后纵韧带推开，在其上、下、前、后形成四个间隙，间隙内可有血液和渗出物，经过一定时间之后，血液及渗出物被吸收机化，即钙化或骨化而形成骨刺。据观察，此种方式形成的骨刺多伴有椎间隙的明显狭窄，骨刺形成的部位以变薄或近消失的椎间盘为中心，即狭窄的椎间隙上椎体下缘及下椎体上缘均有骨刺，其典型表现为相邻椎体骨刺方向相反，最后形成骨桥，临床上可诊断为陈旧性颈椎间盘病变。

颈椎骨质增生与临床症状的关系

① 钩椎关节处的骨质增生可突向椎间孔，从前方侵占椎间孔的出口，刺激、压迫椎间孔内的脊神经根，引起脊神经根早期出现水肿、渗出等反应性炎症，随后可逐渐出现纤维化，甚至变性，在临床上出现以上肢疼痛、麻木为主的症状。

② 关节突关节前下部分形成的骨质增生使椎间孔前后径变窄并导致脊神经根进一步受压，关节突退行性改变造成的剪切力异常，可形成继发的前后位移。这也可能危及椎管和椎间孔处的脊神经根。

③ 椎体后方的骨质增生可危及椎管，尤其在椎管缓冲空间相对狭小时（如发育性椎管狭窄），较小的骨质增生却占据椎管

横切面较大的比例，并且导致明显的脊髓受压，产生相应的脊髓受压症状。

④ 当第6颈椎以上有向外侧方形成的骨质增生时，由于横突孔中的椎动脉在骨性管道支撑下相对活动度小，向外形成的骨质增生可能侵犯椎动脉，产生椎动脉由于受机械性压迫与刺激所致的症状。

⑤ 向前突出的骨质增生很少出现临床症状，除非此增生非常大或钙化到一定程度，方可导致吞咽困难或仰卧位时咽部牵拉感。

骨质增生的形成可见于颈椎的任一节段，但以第3～4颈椎、第5～6颈椎和第6～7颈椎最为多见。对同一椎节来说，以钩突处最先发生，其次为椎体后缘及椎体前缘。

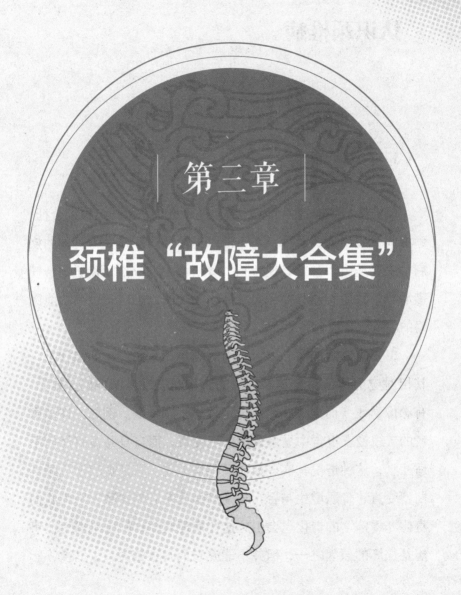

第三章

颈椎"故障大合集"

◯ 认识颈椎病

什么是颈椎病

颈椎病是颈椎骨关节炎、增生性颈椎炎、颈神经根综合征、颈椎间盘脱出症的总称，是一种以退行性病理改变为基础的疾病，主要是由于颈椎长期劳损、骨质增生，或椎间盘脱出、韧带增厚，致使脊髓、神经根或椎动脉受压，出现一系列功能障碍的临床综合征。

想要确诊颈椎病，一定要同时满足三个条件：即症状、与其相对应的体征、与其相对应的影像学表现（图3-1）。首先，有影像学改变而无症状，不一定罹患了颈椎病。例如，许多患者的X线检查报告中显示颈椎曲度变直，而自身并没有任何不适症状，这种情况其实多数与颈椎病无关。有证据表明，颈椎曲度变直、骨质增生与否，与颈椎病没有必然关系，因为我们身体"零件"的老化也会引起这些病理改变，好比机器生锈可能是损坏的原因之一，但并不能说它们有直接关系。其次，影像学检查结果不明显但有不适症状，也并不能说明颈椎健康。例如，长期伏案工作的中青年患者常见颈椎间盘突出、颈肩痛等症状，但X线检查结果却没有明显问题，因此常常只是开止痛药或膏药了事。但其实X线检查只能看到颈椎曲度、序列以及骨性病变，并不能直接看到椎间盘、脊髓等软组织病变，仅靠X线检查，也可能导致错误诊断，延误病情，因此临床中漏诊、误诊、过度医疗等现象时有发生。

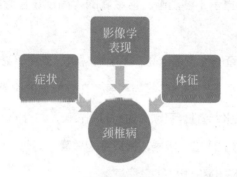

图3-1　颈椎病确诊的三个条件

X线、CT、MRI检查的特点和选择

　　X线片虽然能显示颈椎序列和生理曲度异常、椎间隙变窄、骨质增生、后纵韧带钙化等，但不能直接显示脊髓和神经根受压情况。

CT检查的优点是方便、快捷、无痛,可用于观察骨质和软组织损伤,能清楚地显示颈椎横断面解剖结构,显示骨质增生、椎间盘突出、后纵韧带钙化与脊髓和神经根之间的关系,可显示椎管和椎间孔狭窄。CT检查观察椎体、椎弓板、关节突的骨折和破坏性病变方面优于X线检查。其缺点为:有一定的辐射、软组织显示不够清晰、含金属的内固定物会影响其他结构显影。

MRI检查的优点是全面、无电离辐射、安全可靠,可全面观察颈椎间盘形态、突出节段与程度,在颈椎病的诊断及鉴别诊断方面有更多的优越性。其缺点为:时间较长,对骨折、骨破坏、骨质增生等不如CT检查敏感,检查费用较高。另外,体内有金属、心脏起搏器等属MRI检查的禁忌证。

必要时,还需做肌电图(EMG),以判断是肌源性还是神经源性损伤。甚至需进行脑血流灌注显像、经颅多普勒超声(TCD)、体感诱发电位(SEP)、脊髓造影等检查,并进行临床体检,进一步鉴别诊断。

简单地说,如果只有颈肩部疼痛,不伴随手臂麻痛、脚踩棉花、头晕、恶心、胸闷等症状时,可先进行X线检查,否则应进行CT、MRI检查。而对CT、MRI进行选择时，可以简单地理解为，CT倾向于骨，例如骨刺、骨折，MRI倾向于软组织，例如椎间盘、脊髓病变等，对于大部分颈椎病患者，MRI更优。同时CT具有放射性，儿童、备孕女性应尽量避免，而MRI费用较高、且一般需要预约，时间较长，体内有金属、起搏器的患者，也属禁忌。

"颈椎病"本身是一个姑息性的说法。医学中关于疾病的命名中有很多"器官+病""器官+综合征"的格式。原因是在某一时间段中，医学上的未解之谜非常之多，在不清楚病因时往往会以这样的方式来命名。但随着医学的发展，我们逐渐发现在CT、MRI中经常会发现颈椎间盘突出、后纵韧带钙化、脊髓受压，从此，我们把这些特有的表现从"颈椎病"这个概念中拿出来，命名为"颈椎间盘突出症""后纵韧带骨化症""脊髓型颈椎病"。

颈椎病的发病原因

长时间使用手机、电脑及伏案工作会使头颈部呈前屈位长时间固定不动，精神高度集中，极容易造成颈部肌肉紧张、痉挛，进而导致颈椎曲度改变。例如，写字时，执笔不规范，拇指和食指遮挡视线，习惯性地将头部偏向对侧以便书写；又例如，跷二郎腿等习惯动作，或者办公桌有一定的弧度致使坐姿不正，导致工作时颈椎习惯性地偏向一侧，久而久之，颈部两侧肌肉因受力不均而出现肌肉紧张、痉挛。另外，由工作、学习负担重导致缺乏锻炼也是颈椎病诱因之一。外伤、先天颈椎发育不良（如先天性椎体融合、第1颈椎发育不全或伴颅底凹陷、棘突畸形、颈肋与第7颈椎横突肥大）也是颈椎病的发病原因。

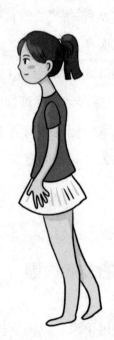

由于不注意保持正确姿势，我们经常可以看到人们把头伸向身体前方，使下巴伸出

（1）年龄因素　30岁以后，随着年龄的增长，人体各"部件"的磨损日益增加，颈椎同样会产生各种退行性改变，而椎间盘的退行性改变是颈椎病发生发展中最根本的原因。另外，小关节和各种韧带的退行性改变也有重要的作用。

（2）慢性劳损　劳损是指各种超过正常范围的过度活动带来的损伤，如不良的睡眠姿势、枕头的高度不当、工作姿势不当等，尤其是长期低头工作者颈椎病发病率更高，反复落枕者患病率也较高。

（3）外伤　头颈部的外伤易诱导颈椎病的产生与复发。患者往往在轻微外伤后突然发病，而且症状往往较重，合并骨折、脱位者则会给治疗增加困难。

（4）咽喉部炎症　当咽喉部有急性或慢性炎症时，周围组织的炎性水肿，很容易诱发颈椎病，或使病情加重。

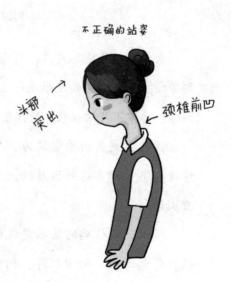

不正确的站姿

头部突出

颈椎前凹

（5）发育性椎管狭窄　椎管狭窄者更易于发生颈椎病，而且预后也相对较差。

（6）颈椎的先天性畸形　各种先天性畸形，如先天性椎体融合、颅底凹陷等情况都易诱导颈椎病的发生。

（7）代谢因素　由各种原因造成人体代谢失常者，特别是钙、磷代谢和激素代谢失调者，往往容易发生颈椎病。

（8）精神因素　临床实践中发现，情绪不好往往使颈椎病加重，而颈椎病加重或发作时，患者的情绪往往更不好，很容易激动和发脾气，颈椎病的症状也更为严重。

此外，有些不适当的体育锻炼也会增加发病率，如不正确的倒立、翻跟头等。

知识拓展

颈椎力学不良

大量的临床观察发现，有些人颈椎病症状很典型，却在影像学上未见明显的颈椎退行性改变。细究之下，大多能找到颈椎力学不良的征象。颈椎生物力学研究支持这种现象。

因此，更多的学者认为，在上述致病机制中，颈椎力学改变甚至比单纯的器质性改变影响更大，是颈椎病的主要成因。

所以，颈椎病的基础是颈椎退行性改变，如椎间盘变性，骨刺形成，韧带肥厚、钙化，关节软骨炎症、退行性

颈椎病自我保健不求人

改变，关节囊损伤、松弛，颈椎其他相关退行性改变。颈椎病的成因是颈椎力学不良，如颈椎节段性不稳或移位、颈椎生理曲度改变、韧带松弛、肌肉收缩能力下降等。

知识
拓展

重心平衡

有句俗语叫"三翻、六坐、七滚、八爬"，婴儿最先生长发育的是颈椎，而不是骨盆。刚开始时是"终于抬头啦"，说明首先是颈椎变得稳定，才能够翻身；然后是从胸椎到腰椎变得稳定，这样才能够坐起来；最后是骨盆变得稳定，这样才能够扶着东西站起来。从这个角度讲，人的根基不是骨盆，而是靠近大脑的颈椎。

若支撑头部的颈椎出现错位，就说明根基不稳，会失去重心平衡。换句话说，就是头部不在颈椎的正上方，而是错位了，在偏左或偏右的位置。比如，一颗5kg的球要是被固定在一根160cm长的棍子上，哪怕只是偏左或偏右一点点，棍子都会立刻倒掉。但是人却不会倒，为什么呢？因为身体向左侧倾斜的话，大脑会对骨盆周围的肌肉发出指令"身体的重心向右移，以免摔倒"，骨盆就会执行相应的指令，这样才不会摔倒（这也被称作"姿势反射"或"平衡感觉"）。试着用单手拿着东西站立看看，一般身体反射性地为了保持平衡，拿着东西的一侧肩膀会自然上抬，骨盆与身体中轴会错开。但是，这种姿势会给腰部造成额外的负担，如果这种负担持续存在，会损害腰部的骨头和椎间盘，造成腰部疼痛。

颈椎病的表现

颈椎病表现为颈椎间盘本身及其继发性的一系列病理改变，如椎节失稳和松动、髓核突出或脱出、骨刺形成、韧带肥厚、继发的椎管狭窄等，刺激或压迫邻近的神经根、脊髓、椎动脉及颈交感神经等，引起一系列症状和体征。

颈椎病的分型

颈椎病的分型见表3-1。

表3-1 颈椎病的分型

项目	颈型颈椎病	神经根型颈椎病（发病率占颈椎病的60%~70%）	脊髓型颈椎病（最严重，占10%~15%）	交感神经型颈椎病（约占10%，常与椎动脉型颈椎病并存）	椎动脉型颈椎病（少见）	食管型颈椎病（少见）	混合型颈椎病
病因	姿势性劳损、伏案工作、劳累过度	骨质增生、软组织变性、外伤	椎间盘突出、椎管内韧带肥厚或钙化、脊髓受压、急性损伤	椎间盘退变、节段性不稳	椎间盘退变、节段性不稳	骨质增生	兼具两种或两种以上类型的颈椎病
病变	颈肩肌群受累	椎间孔变窄、椎间盘突出	椎管狭窄	颈交感神经受累	椎动脉受压、椎基底动脉供血紊乱	食管受累	
机制	软组织损伤、气滞血瘀	颈神经受压，多见于第4~7颈椎	脊髓受压、炎症水肿、供血障碍	交感神经功能紊乱	椎基底动脉供血不足	食管被骨赘压迫	

续表

项目	颈型颈椎病	神经根型颈椎病（发病率占颈椎病的60%~70%）	脊髓型颈椎病（最严重，10%~15%）	交感神经型颈椎病（约占10%，常与椎动脉型颈椎病并存）	椎动脉型颈椎病（少见）	食管型颈椎病（少见）	混合型颈椎病
主要表现	颈项不适、僵硬、疼痛及出现的相应的压痛点，活动受限，反复落枕	多为一侧枕、颈、肩、臂疼痛或酸胀，手臂出现触电、针刺样麻木感	发病初期下肢麻木、疼痛、僵硬、无力、颤抖，走路如踩棉花感；随后向上发展，出现上肢发麻，手握力减弱，灵活性降低，容易掉落物品，胸、腹束带感。重者二便失禁，甚至瘫痪	枕颈痛、偏头痛，头晕、恶心，呕吐、心慌、胸闷，心前区痛、血压不稳、手肿，面部发麻、怕凉，视物模糊等。疲劳、失眠、经期可诱发。	发作性眩晕（可伴恶心、呕吐、耳鸣），突然摔倒等，症状的出现与消失和头部位置有关	吞咽困难、仰颈时为甚	兼具两种或两种以上类型的颈椎病
多发人群	青少年开始，30~40岁高发	中青年开始，30~50岁高发	40~60岁高发	30~45岁高发	30~40岁高发		

颈椎病的常见症状

颈椎病的常见症状见表3-2。

表3-2　颈椎病的常见症状

部位	症状
头部	头痛或偏头痛；眩晕
眼部	双侧大脑后动脉缺血导致视觉障碍，表现为突然弱视或失明，持续数分钟后逐渐恢复视力；脑干第3、第4、第5对脑神经或内侧纵束缺血则引起复视；交感神经兴奋时出现睑裂增大、瞳孔散大、眼睛干涩等，抑制时则出现上睑下垂、流泪、鼻塞等
耳部	听动脉供血不足，出现单侧或双侧耳鸣及听力减退
心血管系统	交感神经兴奋时出现心率加快、心律失常、心前区疼痛和血压升高等症状；交感神经抑制时出现心动过缓、血压偏低等
周围血管	血管痉挛时出现肢体发冷、麻木；血管扩张时出现发红、发热、肿胀疼痛等。
食管	吞咽困难，较少见
其他	① 出汗障碍或多汗；② 感觉障碍：面部、口周、舌部麻木感；③ 意识障碍：晕厥等；④ 精神障碍：定向障碍和记忆障碍

什么情况下应警惕自己患了颈椎病？

若有以下几种情况，就应考虑患有颈椎病：

① 颈肩部无明显原因的疼痛，颈部僵硬、活动不灵便，经保守治疗无好转者。

② 颈部疼痛，在活动过程中经常伴有双上肢或单上肢的麻木、疼痛，或者有手指灼痛、痒痛及触摸敏感等。

③ 双下肢肌无力或伴麻木，在排除胸、腰椎疾患时。

④ 双下肢功能障碍伴二便功能异常，排除胸腹疼痛时。

⑤ 以上症状伴有颈部疼痛、僵硬、活动不便时。

⑥ 无明显原因的听力、视力障碍或心慌气短精神衰弱症状者，加之有颈部疼痛等表现。

以上各临床症状加之颈椎正侧位、双斜位X线片提示正常前曲消失或反曲、椎间隙变窄、椎体间滑移或有骨质增生时，则更应考虑患有颈椎病的可能。

颈椎病的特殊症状

① 用降压药无效的高血压。

② 心电图正常的心绞痛。

③ 眼科检查查不出原因的视力下降等。

④ 其他原因不能解释的吞咽障碍。

⑤ 顽固性的乳房疼痛。

⑥ 无明显原因的语言、听力和伸舌障碍。

⑦ 久治不愈、反复发作的难治性头痛、三叉神经痛。

⑧ 查不出病因的眩晕。

⑨ 经常规治疗无效的胃、十二指肠溃疡和胆囊炎等。

⑩ 个别精神分裂症。

⑪ 失眠、哮喘、排尿紊乱、便秘等。

神经根型颈椎病

神经根型颈椎病的临床表现与诊断

神经根型颈椎病占颈椎病的60% ～ 70%，起初大多表现为颈肩痛，逐渐加重并出现上肢放射痛，受压神经根的相应区域可表现为麻木、感觉过敏、感觉减弱等，同时有上肢无力、手指动作不灵活等症状；当姿势不当时，可出现过电样疼痛。患者亦可出现不同程度的上举、外展、后伸等限制。

此型颈椎病较为多见，主要表现为与受累神经根分布区相一致的感觉、运动及反射障碍。其临床表现中上臂某一神经支配区的麻痛最为常见，范围与受累节段的脊神经分布区域相一致。这种疼痛的同时常常伴有该神经分布区的其他感觉障碍，其中以麻木、过敏和感觉减退等多见。早期肌张力增高，但很

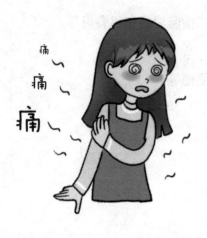

快就减弱并出现肌肉萎缩，受累范围仅限于该神经所支配的肌群，在手部以大、小鱼际肌及骨间肌为明显。

诊断：① 具有较典型的根性症状（酸、麻、胀、痛），且范围与颈脊神经所支配的区域相一致；② 压头试验或臂丛神经牵拉试验阳性；③ 影像学所见与临床表现相符合；④ 痛点封闭无显效（诊断明确者可不做此试验）。

导致手麻木的常见原因

① 颈神经根受压：神经出口受颈椎压迫和椎间盘突出引起压迫。

② 胸廓出口综合征：锁骨下动静脉和臂丛神经在胸廓出口处受压产生的一系列上肢神经、血管症状的统称。

③ 肥胖导致腋下神经受压。

④ 肘关节变形导致神经受压。

⑤ 腕管综合征。

神经根型颈椎病的检查方法

（1）臂丛神经牵拉试验（图3-2）　患者低头，检查者一只手扶患者头部，另一只手拉患者腕部，一只手将患者头部推向健侧，另一只手将患侧手臂外展，两只手呈反方向推拉，如患者感到有患肢窜痛和麻木感，即为阳性。

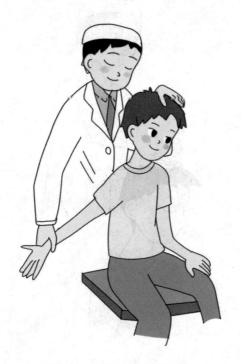

图3-2　臂丛神经牵拉试验

（2）椎间孔挤压试验（图3-3） 患者端坐，头向患侧侧偏，检查者将一只手掌放在患者头顶上，另一只手握拳轻轻叩击置于患者头顶上的手掌背，或用双手下压患者的头部，使患者椎间孔压缩变形和震动，患者出现麻木、疼痛加重即为阳性。

上述两种试验安全可靠，稍加练习即可掌握。

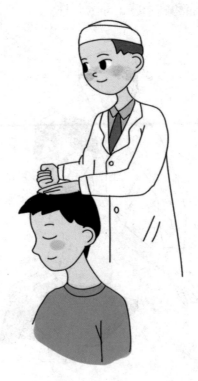

图3-3 椎间孔挤压试验

颈椎病可以引起乳房疼痛吗？

　　颈椎退行性改变以及胸廓出口综合征等都可引起顽固性乳房疼痛，多呈慢性疼痛，且疼痛往往与颈椎活动及其位置有关，患者同时伴有颈椎病的其他症状。多为单侧乳房疼痛，以中老年妇女多见。另外，还有颈部活动受限、胸肌触压痛，以及受累神经根支配节段的肌力、感觉和反应的异常。在颈部X线片上常有退行性改变的征象，如骨质增生、椎间隙狭窄等，以第6颈椎和第7颈椎部位受累最为常见。而心电图、胸部X线片及乳房本身并无异常。故当有长久治疗不愈的乳房疼痛时，要考虑是否患有颈椎病。

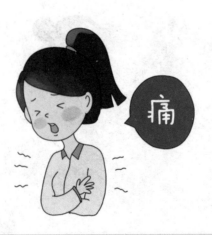

枕大神经痛与眩晕

第2颈神经后支的皮支称枕大神经，其穿斜方肌起点处至皮下，支配同侧头皮后侧的皮肤感觉。当上项线肌群（如斜方肌）出现无菌性炎症侵及枕大神经，可出现枕大神经症状，多见同侧后头痛、头晕、恶心，有时可出现眼眶发胀及睡不醒、睁眼困难的感觉，同时出现后伸受限、后颈部酸痛不适。此类患者多在枕外隆突可有压痛。使用风油精按摩，头痛、头晕症状可明显缓解。

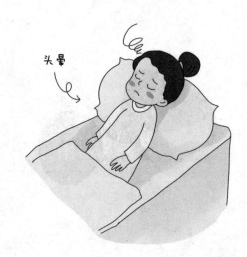

头晕

交感神经型颈椎病

交感神经型颈椎病的临床表现

交感神经型颈椎病的临床表现为头晕、眼花、耳鸣、手麻、心动过速、心前区疼痛等一系列交感神经症状，X线片有失稳或退行性改变，椎动脉造影阴性。

（1）眼部症状　眼球胀痛、畏光、流泪、视物模糊、视力减退、眼前冒金星、眼睛干涩等。

（2）耳鼻部症状　耳鸣、听力减退等。

（3）头面部症状　头痛、偏头痛、头晕及面部发热、充血、麻木等。

（4）血管运动障碍、血管痉挛症状　肢体发凉、发绀、皮温降低，以及血管扩张症状，如指端发红、烧灼感、肿胀等。

（5）神经营养及汗腺功能障碍症状　皮肤发绀、干燥、变薄，多汗或少汗，指甲干燥、无光泽。

（6）心血管症状　心慌、心律失常、心前区疼痛、阵发性

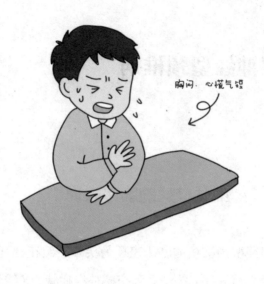

心动过速、血压时高时低等。

（7）其他　如失眠、多梦、心情烦躁、易冲动。

颈源性心绞痛

如果你觉得自己患"心绞痛"，但一般药物治疗无效，应想到"心绞痛"是否为颈椎病所致。这是由支配横膈及心包的颈神经根受到损害，或心脏交感神经受到刺激所致。患者可出现心前区疼痛，按压颈椎附近的压痛区可诱发疼痛，当头部处于

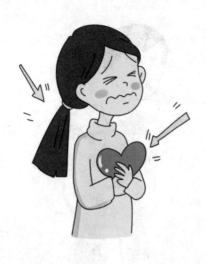

某种特定的位置和姿势时可使症状加重，改变位置后则减轻，按颈椎病治疗就能收到明显效果。

颈源性胃炎

颈源性胃炎是由于颈交感神经受到刺激或损伤，导致功能亢进，通过大脑皮质和丘脑反射性地引起胃肠交感神经功能兴奋，出现幽门括约肌过度紧张、舒缩无力，以致胃、十二指肠逆蠕动，促使胆汁反流而损伤刺激胃黏膜，从而引起的胃部的急性或慢性炎症。

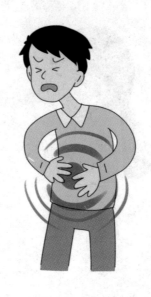

颈性血压异常

　　由颈椎病造成的血压升高或降低，被称为颈性血压异常，其中以血压升高较为多见，也称为颈性高血压。本病与颈椎病所导致的椎基底动脉供血失常和颈交感神经受刺激引起的功能紊乱有关。颈上交感神经节附着于第2～3或第2～4颈椎横突的前方。颈椎无菌性炎症刺激交感神经后，交感神经节后纤维兴奋，发生脑血管痉挛，如果这种刺激持续存在，会继发性影响脑血管舒缩中枢功能，而发展成为全身小动脉痉挛，使血压持续升高。临床表现主要是颈椎病的症状加上血压的异常改变，患者常伴有头昏或眩晕、颈部僵硬感、肩背部沉重不适；如颈椎多关节错位，则可伴胸闷、气短或心律失常。这类患者有些并不是以血压升高就诊，而是体检时或因颈痛等就诊时才发现血压升高。也有的患者"高血压"久治不愈并伴有颈椎不适的症状，当治疗颈椎病后血压也随之降至正常或接近正常。凡是颈性血压异常的患者应当以治疗颈椎病为先，只有颈椎病得到缓解，才能改善椎基底动脉供血情况，从而缓解血压异常症状。

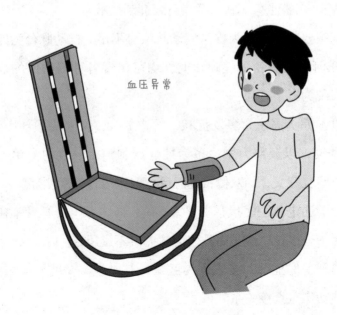

血压异常

椎动脉型颈椎病

椎动脉型颈椎病的临床表现

关于椎动脉型颈椎病的诊断仍有待于研究，且临床上与交感神经型颈椎病易相混淆：① 曾有猝倒发作，并伴有颈性眩晕；② 旋颈试验阳性；③ X线片显示节段性不稳或枢椎关节骨质增生；④ 多伴有交感神经兴奋或抑制症状。

其主要临床表现为椎基底动脉供血不足。椎动脉分为四段，其中任何一段病变引起缺血时，均可出现各种相类似的症状，主要表现为以下方面：

（1）偏头痛　为多发症状，约占70%，常因头颈部突然旋转而诱发，以颞部为剧，多为抽痛或刺痛。一般均为单（患）侧，有定位意义；如双侧椎动脉受累时则表现为双侧症状。

（2）迷走神经症状　主要为耳鸣、听力减退及耳聋等症状，其发生十分多见，这是由耳内动脉血供不足所致。

（3）前庭症状　多表现为眩晕，其发生、发展及加剧与颈部旋转动作有直接关系。

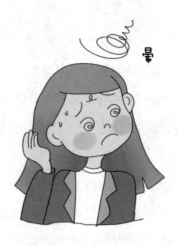

（4）记忆力减退　约半数病例出现此种现象，往往在椎动脉减压手术后明显好转。

（5）视力障碍　有些患者出现视力减退、视物模糊、复视、幻视及短暂的失明等，此主要由大脑枕叶视觉中枢，第3、第4、第6对脑神经核及内侧束缺血所致。

（6）精神症状　以神经衰弱为主要表现，其中精神抑郁者较多见，多伴有健忘、失眠及多梦现象。

（7）发音障碍　主要表现为发音不清、声音嘶哑及口唇麻木感等，严重者可出现发音困难，甚至影响吞咽。其主要由延髓缺血及脑神经受累所致，这种症状更多见于侧索硬化症。

（8）猝倒　多系突然发作，并有一定的规律性，即当患者在某一体位头颈转动时，突感头昏、头痛，立即抱头且双下肢似失控状，身软无力，随即跌倒在地。发作前多无任何征兆，因为在发作过程中无意识障碍，所以跌倒后可自行爬起。

由于椎动脉周围附有大量交感神经的节后纤维，因此，当椎动脉受累时必然波及此处的交感神经而引起自主神经系统平衡失调。临床上以消化、呼吸及心血管系统症状为多；个别患者可出现霍纳综合征，表现为瞳孔缩小、眼睑下垂及眼球内陷等。此外，还伴有颈枕部疼痛及颈部活动受限等。如病变同时波及脊髓或脊神经根时，则出现相应症状。

椎动脉型颈椎病的病理机制

正常人当头向一侧歪曲或扭动时，其同侧的椎动脉受挤压，使椎动脉的血流减少，但是对侧的椎动脉可以代偿，从而保证椎基底动脉血流不受太大的影响。当颈椎出现节段性不稳和椎间隙狭窄时，可以造成椎动脉扭曲并受到挤压；椎体边缘以及钩椎关节等处的骨质增生可以直接压迫椎动脉，或刺激椎动脉周围的交感神经，使椎动脉痉挛而出现椎动脉血流瞬间变化，导致椎基底动脉供血不足而出现症状，因此不伴有椎动脉系统以外的症状。

有学者通过尸体解剖发现，有些青壮年标本的一侧椎动脉是完全栓塞的，但患者生前并无眩晕病史，这是因为大脑动脉环（Willis 环）可将颈内动脉的血液送达后脑。但随着年龄增长，动脉硬化，大脑动脉环亦可狭窄，"南水北调"的任务不能顺利进行，此时便会出现眩晕。

颈椎病引起头痛的原因

颈椎病引起的头痛可能有以下原因：

① 病变刺激、压迫或损伤第1、第2、第3对颈神经而引起头痛，尤以枕部为重。

② 通过延髓或脊髓三叉神经核的反射作用，而使疼痛放射至头部。

③ 病变可刺激或压迫椎动脉周围的交感神经丛或颈部其他交感神经，使椎基底动脉系统或颅内外动脉舒缩发生障碍而产生头痛。

④ 椎动脉型颈椎病患者，因病变直接累及椎动脉，使椎基底动脉系统供血不足而产生头痛。

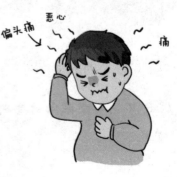

颈椎病引起的视力障碍的特点

① 眼部症状与头颈部姿势改变有明显的关系，不少人感到在某一种特殊姿势时，眼部症状和颈椎病的症状同时减轻，而在另一种姿势时则会同时加重。

② 眼部症状和颈椎病症状同时发生或相继出现，与颈椎病的病情变化关系密切。

③ 眼部检查常查不出明显的病因，按颈椎病治疗则视力改善。

知识
拓展

眩晕的鉴别诊断

不同类型眩晕的鉴别诊断见表3-3。

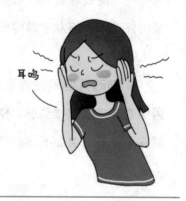

耳鸣

表3-3 眩晕的鉴别诊断

鉴别要点	颈性眩晕	中枢性眩晕	神经性眩晕	前庭性眩晕
眩晕特点	突发，旋转感、晃动、不稳感、沉浮感等，与颈部活动或头位有关	逐渐起病，持续性，多向一侧移动，旋转感减轻	头晕多于眩晕，发作持续时间与情绪变化有关	突发，阵发性，旋转感、自身运动或外物转动感，强烈
伴发症状	头痛、视觉症状、肢体麻木、感觉异常、吞咽障碍等	伴有关疾病的相应症状	伴焦虑、失眠等	常伴耳鸣、听力下降、自主神经系统症状
眼震和平衡障碍	部分患者有自发性或位置性眼震，为水平或水平旋转性，方向固定；平衡失调	眼震随病变部位多变，粗大，无潜伏期，持续时间长，中脑以上病变一般无眼震；有平衡障碍	多无眼震，可有步态不稳；多无平衡障碍	有水平或水平旋转性眼震，慢相向病灶侧，有潜伏期；多有平衡障碍
神经系统症状	可有意识障碍	有脑神经及传导束症状	自觉症状多，但无阳性体征	无脑神经以外的症状

颈型颈椎病

颈型颈椎病的临床表现

很多人在早晨起床后感觉颈后部，上背部疼痛不适，以一侧为多，或有两侧俱痛者，或一侧重，一侧轻，由于身体由平躺改为直立，颈部肌群力量改变，可引起进行性加重，甚至累及肩部及胸背部。多数患者可回想到昨夜睡眠位置欠佳，但是这其实也可能是颈型颈椎病的一种表现。

颈型颈椎病的临床表现：头、颈、肩疼痛，并伴有相应的压痛点，这也是颈型颈椎病最常见的临床表现。症状以颈部的酸、痛、胀以及枕肩部不适感为主，患者常诉说头颈部不知放在何种位置为好。早期可有头颈部疼痛，有的疼痛剧烈、不敢触碰颈肩部，有的则轻微但反复发作；头颈部不敢转向一侧，转动时往往随躯体一起转动。患者常诉颈部易于疲劳，有的感到头痛、后枕部疼痛及上肢无力；有的自诉晨起后颈部"发紧""发僵"，活动不灵活或活动时有响声。少数患者出现反射性的上肢疼痛、麻木不适，但颈部活动时并不加重。这些症状

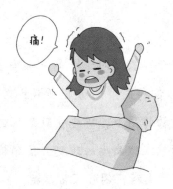

与落枕、颈部肌肉外伤或劳损等病症的主要症状完全相同，所以要想具体区分和诊断需去医院进行X线检查。

诊断时X线片上显示颈椎曲度改变或椎间关节不稳等；颈椎动力位片上可显示椎体间不稳或松动，轻度梯形改变；颈椎MRI可见椎间盘变性或退行性改变。但应除外颈部扭伤、颈部软组织损伤、肩周炎、风湿性肌纤维组织炎及其他非由颈椎间盘退变所致之颈、肩部疼痛。X线检查可以说是颈型颈椎病诊断的"金标准"。

落枕的临床表现

落枕大多是由于感受风寒、潮湿、枕头不适成卧姿不当，颈肌劳损，颈部长时间保持单一姿势、姿势不良等造成颈部肌肉、韧带和关节的劳损所致；外伤也是原因之一。在以上因素的作用下，首先导致颈肌的痉挛、劳损或肌力不协调和颈椎生理曲度的改变，使颈椎关节囊和韧带松弛、颈椎小关节失稳，因此经常落枕。

落枕主要的临床表现：早期可有头颈、肩、背部疼痛，有的疼痛剧烈，不敢触碰颈肩部，触时疼痛加剧；头颈部往往不敢转动或歪向一侧，往往和躯体一起转动；颈项部肌肉可有肿胀和痉挛，有明显的压痛。急性期过后患者常常感到颈肩部和上背部酸痛，常自诉颈部易于疲劳，不能持久看书、写作和看电视、电影等；有的患者感到头痛、后枕部疼痛、胸痛和上肢无力等；有的患者自诉晨起后颈部"发紧""发僵"，活动不灵便或活动时作响；少数患者可出现反射性上肢和手部疼痛、胀麻，但咳嗽、打喷嚏时不加重。正是因为落枕的这些临床表现与早期颈椎病完全相同，所以经常落枕的人一定要及早治疗，以免发展成颈椎病。

颈椎"咔咔"的响声是什么？

许多患者就诊时都会这样描述：每次头部左右旋转时，颈部就会发出"咔咔"声，或者是"咯噔"一声响。因而担心是否得了严重的颈椎病，甚至有患者怀疑自己是否需要接受手术治疗。其实出现这种症状不要太过于惊慌，颈椎"咔咔"的响声大概率是由于颈型颈椎病引起的颈椎关节内弹响声，类似于手指关节的弹响声，并不需要手术治疗。

通常情况下此响声可以分为关节外和关节内内类。关节外的响声即在颈部做旋转活动时，椎体周围的软组织如肌腱、韧带、关节囊滑过椎体骨骼时发出的声音，例如，正常情况下转动肩膀、做蹲起动作时肩部、腿部周围发出的响声；关节内弹响，例如，颈部向偏侧旋转时，一侧的小关节张开，导致这一小关节腔内形成负压，从而使溶解在周围组织液中的气体进入小关节腔，当颈部反向旋转时，原来张开的小关节腔闭合，将进入的气体又挤压出关节腔，这时也会产生弹响。当然，在一些病理情况下，如颈韧带钙化、关节内软骨损伤后关节面摩擦等，也会出现弹响。

这里有生理因素，也有病理情况，需再检查确认。一般来说，年轻人出现这种现象多不用紧张，40岁以上且伴随疼痛者最好及时就医。

知识
拓展

颈椎与颞下颌关节紊乱

下颌骨与两侧的颞骨分别构成颞下颌关节，两侧关节必须同时活动。下颌骨是以悬挂在头骨下面的方式与之相连的，可以前后左右活动。

颞下颌关节紊乱，俗称"掉下巴"，最典型的表现是张口受限，张口度不到两指。原因是人类闭口的肌肉的力量超过了张口的肌肉的力量，下颌骨本身就有一定的重量，在无意识的情况下会自然向下，使口张开。当颞下颌关节出现错位时，颞下颌关节周围的肌肉痉挛，这时咬肌的力量明显大于其他肌肉，就造成了张口困难的表现。

下颌骨借肌肉与舌骨相连，牵拉着颈部前面的肌肉。因为下颌骨在自重的作用下会自然向下使口张开，所以张口肌肉本身并不是很发达。与之相比，男性的咀嚼力量大约有60kgf，女性是40kgf（1kgf=9.8N）以上。咀嚼肌的力量如此之大，如果变僵硬了，那力量薄弱的张口肌肉不论多么用力，也张不开口。

为了证明颈部肌肉和颞下颌关节的联系，可以通过直视前方并张嘴，感受一下颞下颌关节的活动。然后，脸朝上，试着咬合牙齿。是不是咬合的地方不一样呢？接下来，脸朝下，再次试着咬合牙齿。头部方向发生了改变，牙齿的咬合位置也会随之变化。随着头部方向变化，下颌骨的位置不仅会前后变化，还会在头向左右两侧倾时向左右偏，给下颌关节造成一定负担。

再做一个简单的试验，将两只手放在颈部寰枢椎的体表对应处，这时做闭合牙齿而后松开的动作，即使这个动作很细微，也能感觉到颈部后方的肌肉在随着张闭口的动作而收缩。由此可以简单地认为，寰枢椎周围肌肉与颞下颌关节是有关联的，当寰枢椎关节出现紊乱时，也会导致颞下颌关节出现症状。

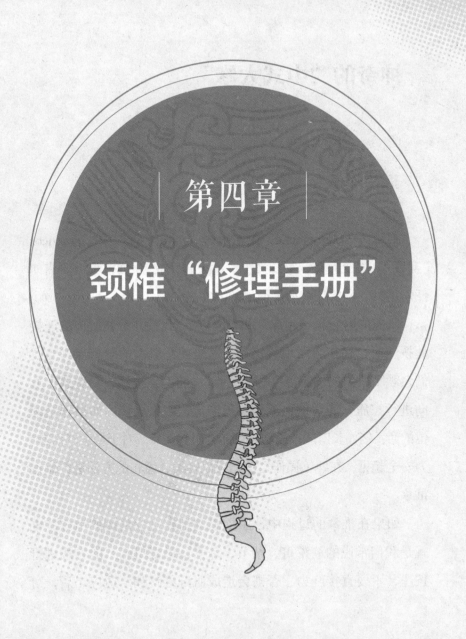

第四章

颈椎"修理手册"

神奇的"中式大修"

推拿疗法

推拿——chiropractic，由希腊语"chiro（手）"和"prakticos（实践）"演变而成，其意义为"用手来完成"。推拿不需要借助任何工具，是治疗疾病最简单的方法之一。

肌肉的附着有"起点"和"终点"。我们在骨和肌肉的连接处按压时，往往会发现酸痛点，这里就是肌肉的附着点。当我们熟悉了肌肉的"起点"和"终点"，将两点连线，沿着这个方向进行按压，能增加血液和淋巴回流，效果更佳。如果弄错部位的话，例如长时间按压动脉可能会引起头晕。对于初学者而言，为安全起见，在熟练操作之前建议以轻柔、缓和的方法进行颈椎推拿。

如果在推拿的过程中，手指感觉到有疙疙瘩瘩的地方，也就是我们常说的筋疙瘩、结节、条索，最好用画圆的方式进行按压，不要直接施力，否则会造成肌纤维疼痛。适应之后，可

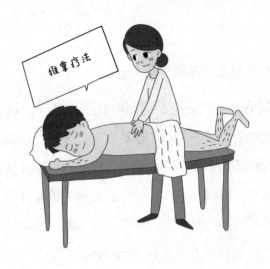

以一边泡澡一边推拿，这样能促进血液循环，既可放松身体又会使身体暖和起来，效果更佳。

1.推拿与颈椎病

推拿在治疗颈椎病方面有其独特的作用，不管是颈型、神经根型、椎动脉型颈椎病，还是混合型颈椎病的患者，多有不同程度的颈、肩、项、背或上肢酸痛和麻木，以及颈部肌肉紧张、颈部各方向活动不同程度受限等表现。通过推拿施力于颈项部肌肉、肌腱、韧带，调节颈椎局部的血液供应、软组织状态，缓解颈部肌肉痉挛，以减轻或消除这些症状与体征，达到治疗的目的。

2.颈椎病推拿的注意事项

由于颈椎病病因复杂，病理改变多种多样，颈部又有十分重要的结构如脊髓、神经根、椎动脉等，不可使用强力粗暴的推拿手法。颈椎病患者大多年龄偏大，往往伴有动脉硬化、骨质增生，韧带弹性下降甚至钙化、骨化，故强力的颈部被动活动可能会造成韧带、肌肉、骨质的损伤，加重疼痛，也可能因椎动脉的突然栓塞而使脑部缺血产生眩晕甚至昏厥。尤其对脊髓型颈椎病患者，由于其椎管容量本身小，已受到不同程度压迫，若受到突然冲击可能会产生瘫痪。所以推拿宜采用轻柔和缓的放松手法，来达到舒筋通络、止痛止麻、解痉和缓解症状的目的。

3.推拿前"热身"——手掌、手臂的放松

对于初学者来说，推拿颈部是一个力气活，常常不到10min，手臂和手就会感到疲劳。在推拿前锻炼手臂，不仅能增强手臂力量，还能预防因自我推拿时操作不当导致的手臂不适症状。

（1）放松手掌的方式

① 用一只手握住另一只手，手心与手背相对，从上向下做

颈椎病自我保健不求人

握紧—放松—握紧—放松的运作，握住的手是纵向捏碎东西的感觉。再按小指—无名指—中指—食指的顺序，依次按压各个手指。以同样的方式放松另一只手。

② 一只手的拇指和食指呈钳状，按压另一只手掌骨间的缝隙，食指按于另一只手的手背侧，拇指置于手掌侧，沿着缝隙上下按压至手腕。被按的手在按的同时，手指前后活动的话应该会有点痛，手背的肌肉也会酸痛。

手部最具代表性的疲劳恢复穴位是合谷穴（图4-1），位于手背，第1、第2掌骨间，当第2掌骨桡侧的中点处（快速取穴：以一手的拇指指间关节横纹，放在另一手拇、食指之间的指蹼缘上，拇指尖下是此穴。）。可以用上述手法按压合谷穴。

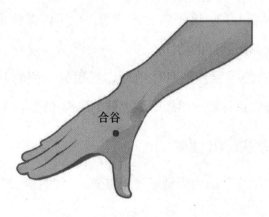

图4-1 合谷穴

（2）放松手臂的方式

① 先将一只手的手掌心背向自己，指尖向下，用另一只手把手指向下牵拉，这样可以拉伸到前臂内侧（图4-2）；然后，将手掌心朝向自己，牵拉手腕背侧，这样可以拉伸到前臂外侧，具有改善手臂麻木的作用。

② 一只手臂的前臂内旋，手掌朝上，另一只手协助其尽量内旋，这样可以拉伸到前臂外侧，并且可以迅速缓解日常生活中所累积的手臂疲劳感；然后，双手交叉，在头部上方尽量拉伸。

③ 手部放松，双侧肘关节尽量向后伸展，做扩胸的动作。

④ 双手在背后交叉，并将交叉的双手缓慢向上抬高。

⑤ 将一只手臂抬高，肘部弯曲，另一只手向下拉伸抬高的手臂肘部（图4-3）。够不到肘部的话，也可以握住手腕进行拉伸。换另一侧做同样的动作。

⑥ 将一侧手臂伸到身体前面，利用另一侧的肘部进行牵拉，这样可以拉伸到肩部周围和上臂的肌肉（图4-4）。

4. 七线拨筋自我推拿

颈椎"七线"的内容请参考第二章 "线路检查"——颈椎"七线"。

（1）起势 舒适地坐于椅子上，全身放松，微微低头。

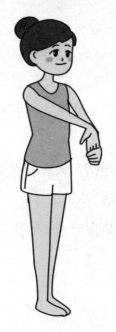

图4-2　拉伸前臂

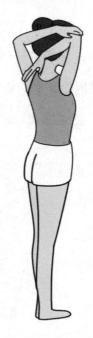

图4-3　拉伸肘部

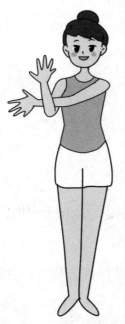

图4-4　拉伸肩部周围和上臂

（2）按揉拨风府穴　双手手掌放于后头部，两拇指叠指按揉拨风府穴，力量深透、渗透。同时做和缓有规律的低头、抬头动作。

（3）点按拨颈后线　双手食指和中指从风府穴点拨按至大椎穴。同时做和缓有规律的低头、抬头动作。

（4）按揉拨大椎穴（图4-5）　拇指按揉拨大椎穴，力量深透、渗透。

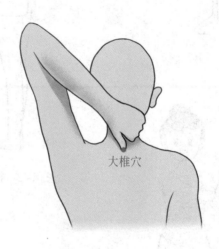

大椎穴

图4-5　按揉拨大椎穴

（5）顾盼俯仰　双手食指和中指稳定地按于大椎穴。同时头部依次向上、下活动至最大限度。

（6）按揉拨天柱穴　双手拇指按揉拨天柱穴，力量深透、渗透。同时做和缓有规律的低头、抬头动作。

（7）点按拨颈斜线　双手食指和中指从天柱穴点按拨至大杼穴。同时做和缓有规律的低头、抬头动作。

（8）按揉拨大杼穴　拇指按揉拨大杼穴，力量深透、渗透。

（9）环肩挺胸（图4-6）　双手食指和中指稳定地按于大杼穴。同时配合呼气做扩胸动作，颈部随扩胸动作略后仰。

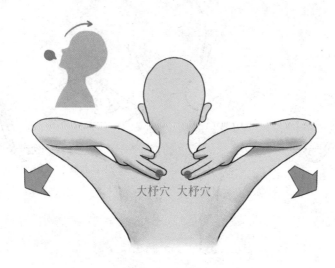

图4-6　环肩挺胸

（10）按揉拨风池穴　双手拇指按揉拨风池穴，力量深透、渗透。同时做和缓有规律的低头、抬头动作。

（11）点按拨颈侧线　双手食指和中指从风池穴点按拨至肩井穴。同时做和缓有规律的转头动作。

（12）按揉拨肩井穴　拇指按揉拨肩井穴，力量深透、渗透。

（13）环肩屈颈（图4-7）　双手食指和中指稳定地按于肩井穴。同时双臂做和缓有规律的环肩的动作，并配合左右侧屈颈部。

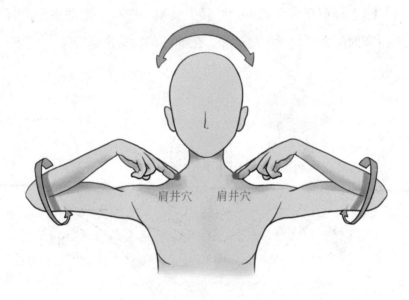

图4-7　环肩屈颈

（14）按揉拨翳风穴　双手拇指按揉拨翳风穴，力量深透、渗透。同时做和缓有规律的低头、抬头动作。

（15）点按拨颈前线　双手食指和中指从翳风穴点按拨至缺盆穴。同时做和缓有规律的转头动作。

（16）按揉拨缺盆穴　拇指按揉拨缺盆穴，力量深透、渗透。

（17）仰头牵拉（图4-8）　双手食指和中指稳定地按于左侧缺盆穴正下方的锁骨骨面上，同时向右后侧方微微仰头，使仰头与双手按压之力相互对抗，此时可感觉到左侧颈部的肌肉有牵拉感。对侧同样操作。

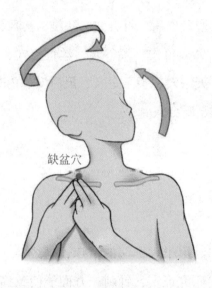

缺盆穴

图4-8　仰头牵拉

（18）收势　舒适地坐于椅子上，全身放松，微微左右牵拉颈部，以肌肉有牵拉感为宜。

5.各型颈椎病常用配穴

（1）颈型颈椎病　风府穴、风池穴、曲池穴、大椎穴、手三里穴、合谷穴。

（2）神经根型颈椎病　肩中俞穴、秉风穴、曲垣穴、天宗穴、手三里穴、大杼穴、风池穴、尺泽穴、内关穴、外关穴。

（3）交感神经型颈椎病　风池穴、风府穴、大椎穴、肩井穴、肩中俞穴、秉风穴、百会穴、上星穴、中渚穴。

（4）椎动脉型颈椎病　百会穴、头维穴、风池穴、风府穴、印堂穴、太阳穴、攒竹穴、率谷穴、丝竹空穴、神庭穴、肩井穴、肩中俞穴、天宗穴、手三里穴、尺泽穴、内关穴、合谷穴、中渚穴、听宫穴、听会穴。

针刺疗法

针刺疗法广泛用于颈椎病的治疗，是经济、安全、有效的治疗方法。现代研究证实，针刺一方面能使致痛物质如血浆游离 5-羟色胺（5-HT）的含量下降，另一方面可激发机体产生内源性吗啡样物质参与镇痛。另外，在颈部每个穴位点下均有相应椎体下方发出的脊神经后支分布，因此能直接作用于病变部位的神经周围，调整神经功能，从而起到良好的镇痛作用。针刺能改善神经根周围的微循环和淋巴循环，促进炎性渗出物的吸收，同时抑制血管通透性的增加，减轻炎症水肿。另外，针刺能延缓炎性反应的发展，限制肉芽组织的生长，提高人体的免疫功能，减轻突出髓核的自身免疫刺激。故针刺能减轻或消除炎性反应对神经根和脊髓硬脊膜的化学刺激，减轻神经根粘连。针刺具有双向的良性调整作用：在颈椎病的急性期，针刺通过缓解颈部肌肉的紧张状态，从而松弛或增宽椎间隙，减轻其对神经根的机械压迫；在颈椎病的缓解期，针刺能提高弛缓的韧带、肌肉的兴奋性，增强其修复能力，尤其可促使棘上韧带、棘间韧带、黄韧带、后纵韧带等紧张度的提高，避免脊柱过度前屈，恢复脊柱的力学平衡，使椎管相应扩大，减轻神经根受压症状。

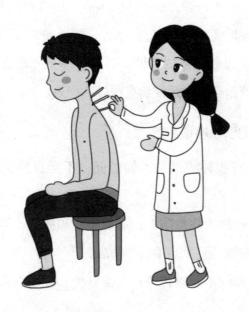

艾灸疗法

灸法是有着上千年历史的中医外治法，具有温散寒邪、温通经络、活血逐痹、回阳固脱、消瘀散结以及防病保健的功效，其疗效已经被历朝历代无数医家临床实践所证实。艾叶具有散寒止痛、温经止血的功效。借助艾叶的药理作用及燃烧时火的热力，给人体以温热刺激，通过相关经络及穴位起到强身健体、治疗疾病的目的。艾灸对人体局部的温热刺激，能增强局部血液循环和淋巴循环，还可以引起大脑皮质抑制性物质的扩散，降低神经系统的兴奋性，从而达到镇静、止痛的作用。

中医将颈椎病称为项痹，"痹"是风、寒、湿三种邪气引发的疾病，艾灸以其温热的特性，有助于驱散寒湿之邪，活血化瘀，促进血液循环，对颈椎病有很好的疗效。

1. 艾灸的注意事项

① 凡暴露在外的部位，如颜面，不要直接灸，以防形成瘢痕。

② 艾灸过程中注意防火；避免烫伤和感染；冬季暴露体表部位时注意防寒，夏季高温时要防暑。

③ 关节部位不要直接灸；大血管处、心脏部位禁灸；男女

性乳头、生殖器处禁灸；酒醉、过饱、过饥、过劳、大汗、情绪不稳定者忌灸；某些传染病患者，高热、昏迷或身体极度虚弱者禁灸；女性行经期和妊娠期要谨慎使用艾灸，建议使用前先咨询医师。

④ 一般情况下，皮肤在艾灸以后会发红，这是正常现象，稍作休息即可恢复。如果感到强烈的灼痛感，应涂抹适量消炎止痛药。

常用穴位：压痛点、肩髃穴、足三里穴、后溪穴、内关穴、风门穴、手三里穴、三阴交穴。

2.艾灸方法

① 直接灸。施灸时多用中、小艾炷。将点燃的艾炷直接置于穴位上，可在施灸穴位的皮肤上涂少许石蜡油或其他油剂，使艾炷易于固定。当患者有灼热感时，将艾炷夹去，再更换新艾炷施灸。灸治完毕后，可用油剂涂抹，以保护皮肤。此法适用于一般虚寒证及眩晕、皮肤病等。

② 隔姜灸。用厚约0.3cm的生姜，在中心处用针穿刺数孔，上置艾炷放在穴位上施灸。患者感觉灼热不可忍受时，可用镊子将生姜片向上提起，衬一些纸片或干棉花，放下再灸；或用镊子将生姜片提举稍离皮肤，待灼热感缓解后重新放下再灸，直到局部皮肤潮红为止。

③ 隔蒜灸。取新鲜独头大蒜，切成厚约0.3cm的蒜片，用细针于中间穿刺数孔，放于穴位或患处，上置艾炷，点燃施灸。艾炷如黄豆大，每灸4～5壮更换蒜片，每穴每次灸足7壮。也可取适量大蒜捣成泥状，敷于穴上或患处，上置艾炷，点燃灸之。

④ 隔盐灸。一般用于脐窝部（神阙穴）施灸。操作时用食盐填平脐孔，再放上生姜片和艾炷施灸。若患者脐部凸起，可用水调面粉，搓成条状围在脐周，再将食盐放入面圈内隔姜施灸。

⑤ 温和灸。施灸者手持点燃的艾条，对准施灸部位，在距皮肤3cm左右的高度进行固定熏灸，使施灸部位温热而不灼痛，一般每处需灸5min左右。行温和灸时，在距离上要由远渐近，以患者自觉能够承受为度。

⑥ 雀啄灸。施灸者手持点燃的艾条，在施灸穴位皮肤上方约3cm处，如鸟雀啄食一样做一上一下的活动熏灸，而不固定于一定的高度，一般每处熏灸3～5min。本法多用于昏厥急救及小儿疾病，作用上偏于泻法。注意向下活动时，不可使艾条触及皮肤，而且要及时掸除烧完的灰烬。此外，还应注意艾条移动速度不要过快或过慢，过快达不到治疗目的，过慢易造成局部皮肤灼伤及刺激不均，影响疗效。

⑦ 回旋灸。施灸者手持燃着的艾条，在施灸部位上方约3cm的高度，根据病变部位的形状做速度适宜的上下、左右往复移动或反复旋转熏灸，使局部直径3cm范围内的皮肤温热而不灼痛。

贴膏药与热敷

膏药以其便捷、实用的特点被大家所熟知，其种类五花八门，包括传统的狗皮膏药、云南白药、各种藏药、发热膏药等，疗效也因人而异，因此，在临床上通常不会指定患者购买某一种膏药。但对胶布过敏者，可使用氟比洛芬巴布膏一类的防过敏膏药；对膏药中某种成分过敏者，可更换其他品种的膏药。同时在贴上胶布类的膏药后，在膏药外涂上一层双氯芬酸二乙胺乳胶剂等制剂，使其透过膏药逐渐向病灶渗透，或在膏药上使用暖水袋热敷，促进局部血液循环，亦能起到较好的疗效。

提到热敷，我们最常用的就是胶皮暖水袋，另外，盐袋、红豆袋等商品，也以其操作简单（用微波炉加热、插电加热）广受好评。中药热敷是指将中药置于无纺布内，放蒸锅内蒸，而后取出放于病痛处热敷的方法。热源与药物的结合，通过热力作用，药物通过皮肤、孔窍、穴位的吸收进入体内，可改善颈部血液循环增加供氧量、促进颈部组织的新陈代谢，有利于炎症的消散和吸收。组合的中药具有开泄腠理、温经散寒、祛风除湿、活血通络、补肾强筋之功效。

膏药和热敷对颈部肌肉劳损有较好的疗效，对于大部分颈肩病患者均适宜。中药因其因人制宜的特点，可以对各个类型的颈椎病辨证施治，对于压迫神经、血管或病程长的颈椎病患者有独特疗效。

应注意通常胶布类膏药贴服时间为 6～8h，每天 1 次，热敷的时间应控制在 20～30min，并注意不要烫伤皮肤。

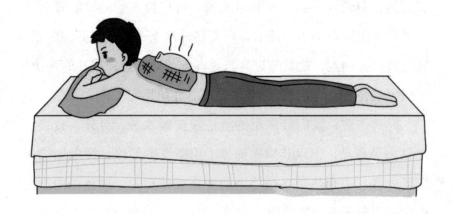

颈椎病自我保健不求人

中药外敷方法

材料：布口袋1个，绳子1段，蒸锅1个，装热水的胶皮暖水袋1个，1m×1m塑料布1块。

步骤：

① 将中药放入布口袋并用绳子扎紧口（以下称为"药袋"），用水将药袋稍稍淋湿。

② 在蒸锅内放入水，将药袋置于蒸锅的屉子上蒸。

③ 待开锅后再蒸15min，取出药袋，稍凉一下，以患者能接受的最大热度为宜。

④ 将塑料布铺床上，其上放置装有热水的胶皮暖水袋，将凉好的药袋放在暖水袋上。

⑤ 患者平躺，使患处（如腰部、背部等处）紧贴药袋。

⑥ 用药时间为半小时，每天1~2次，每袋药可蒸2次。

足浴

　　足浴，即用普通热水或有药物成分的热水浸泡足部和小腿。中医认为四肢末端最易感受寒邪，《理瀹骈文》中提到："临卧濯足，三阴皆起于足，指寒又从足心入，濯之所以温阴，而却寒也。"足浴是通过水的温热作用、机械作用、化学作用及借助药物蒸汽和药液熏洗的治疗作用，起到疏通腠理、散风降温、透达筋骨、理气和血的功效，从而达到增强心脑血管功能、改善睡眠、消除疲劳等目的。

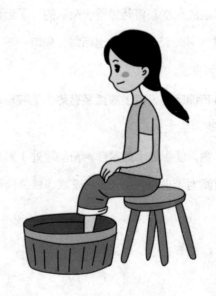

中医常有头痛医脚的说法，这是基于经络学说循经取穴的原理，足部分布着足太阳膀胱经、足少阳胆经、足阳明胃经等经络，当颈部出现这些经络循行部位的疼痛时，可以通过足部相应经络的穴位进行治疗。足浴治疗颈椎病，其原理一方面是通过温热刺激，全身有温热感，促进全身血液循环，微微发汗，从而通过腠理排出体内寒气；另一方面，可以通过刺激足部经络穴位，通经活络，达到通则不痛的目的。

浴足的注意事项：

① 水温度适中（最佳温度在40～45℃），防止水温过烫灼伤皮肤。最好能让水温按足部适应逐步变热。对于皮肤感觉减退或有糖尿病等疾病的患者，尤其要注意避免烫伤。

② 足浴的时间在20～40min，最好用有保温功能的足浴盆，或及时添加热水，才能起到较好的治疗效果。

③ 足浴时，可予足部适当的按摩，也可以选有按摩功能的足浴盆。

④ 空腹或过饱时不宜浴足，这是由于浴足使血管扩张、血容量增加，造成内脏血液减少，影响胃肠的消化功能。

⑤ 对药浴中药成分过敏者，不宜药浴；有出血等症状者，不宜浴足；有传染性皮肤疾病者，使用个人的浴盆，防止交叉感染。

中药足浴方法

材料：布口袋1个，绳子1段，锅1个。

步骤：

① 将中药放入布口袋中并用绳子扎紧口（以下称为"药袋"）。

② 将药袋放入锅内，加入凉水煮，待开锅后再煮15min。

③ 将煮好的药汤倒出后，重复步骤②。

④ 将两次煮成的药汤兑在一起，搅拌均匀。

⑤ 将上述药汤分为两份，取一份药汤，倒入盆中，加适量热水，泡脚20～30min。

⑥ 另一份药汤留作下一次兑入热水中使用（一服药可浴足两次）。

刮痧疗法

郭志邃《痧胀玉衡》记载的刮痧法有：背脊颈骨上下及胸前胁肋两背肩臂痧症，以铜钱蘸香油刮之，或用刮舌子脚蘸香油刮之。头额腿上之痧，用棉纱线或麻线蘸香油刮之。大小腹软肉内之痧，用食盐以手擦之。

1.刮痧的作用

① 活血化瘀。刮痧可以调节肌肉的收缩与舒张，加速刮拭部位的血液循环，从而起到活血化瘀、祛瘀生新的作用。

② 缓解疼痛。刮痧可以缓解肌肉的紧张、痉挛，消除疼痛，通过局部的良性刺激来改善颈椎部位的疼痛，以及缓解由于肌肉紧张而造成的各种神经压迫症状，从而起到"通则不痛"的治疗效果。

③ 排出毒素。刮痧过程可使局部组织高度充血、血管扩张、血液和淋巴流速增快、吞噬作用加强，加快体内废物、毒素的排出，使组织细胞得到更多营养，从而使血液得到净化，增加了全身抵抗力，可以减轻病势、促进康复。

④ 自体溶血。刮痧疗法的出痧现象是一种血管扩张致毛细血管破裂、血流外溢、皮肤局部形成瘀斑的过程，这种血凝块（出痧）不久即能溃散，而起自体溶血作用，形成一种新的刺激素，能加强局部的新陈代谢，有消炎的作用。自体溶血是一个良性弱刺激过程，不仅可以刺激免疫功能，使其得到调整，还可以调节大脑的兴奋与抑制过程和内分泌系统的平衡。

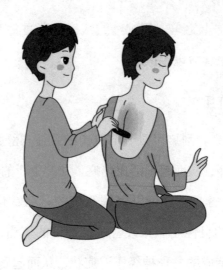

2.刮痧的注意事项

① 刮痧时应防止刮破皮肤，引起感染。刮痧用具使用前后注意消毒。

② 刮痧时应注意保暖。

③ 非治疗性的保健刮痧，不一定要刮出痧。

④ 刮痧完成后，应饮一杯温开水，30min 内忌洗冷水澡。

⑤ 刮痧过程中出现不适症状，应马上停止，先休息，喝一杯温糖水；如仍有不适，应及时就医。

3.刮痧的常用手法

① 面刮法。手持刮痧板，向刮拭的方向倾斜30°～ 60°，

以45°最为普遍，依据部位的需要，将刮痧板的1/2长边或全部长边接触皮肤，自上而下或从内到外均匀地向同一方向直线刮拭。

②角刮法。使用刮痧板的角部在穴位处自上而下进行刮拭，刮板面与皮肤呈45°。适用于肩部、胸部等部位或穴位的刮痧。刮拭时不宜过于生硬，因为角刮法便于用力，所以要避免用力过猛而损伤皮肤。

③平刮法。平刮法的操作手法与面刮法相似，只是刮痧板向刮拭的方向倾斜的角度小于15°，而且向下的渗透力也较大，刮拭速度缓慢。平刮法是诊断和刮拭疼痛区域的常用方法。

④推刮法。推刮法的操作手法与面刮法大致相同，刮痧板向刮拭方向倾斜的角度小于45°，压力大于平刮法，速度也比平刮法慢一些。

⑤立刮法。将刮痧板角度与穴位平面呈90°，刮痧板始终不离开皮肤，并施以一定的压力做短距离前后或左右摩擦刮拭。

⑥点按法。刮痧板角部与穴位平面呈90°，向下按压，由轻到重，按压片刻后立即抬起，使肌肉复原。多次重复，手法连贯。

⑦揉刮法。以刮痧板整个长边或一半长边接触皮肤，刮痧板与皮肤的夹角小于15°，均匀、缓慢、柔和地做弧形旋转刮拭。

⑧ 按揉法

a.平面按揉法：刮痧板角部与穴位平面夹角小于15°，做柔和、缓慢的旋转运动。刮痧板角部始终不离开接触的皮肤。

b.垂直按揉法：将刮痧板垂直按压在穴位上，其操作同平面按揉法。

4.刮痧的部位

① 颈部。颈前、颈后都要刮，以后面为主，前面一般刮喉结两旁，力量要小；后面刮颈部两侧，一直到两肩部。

② 头部。按中医学说法，"头为诸阳之会""脑为元神之府"，头部至关重要。就颈椎病而言，常常会引起颈源性头痛，刮痧不可少。头部刮痧有讲究，用具也特别，一般用梳形的那一端，既可以像梳头一样梳刮，也可以像蜻蜓点水，且刮且点。在关键穴位如风池穴、脑户穴、百会穴、太阳穴等地方多停留一下。

③ 背部。按阴阳说法，"腹为阴，背为阳"，的确，背部的经络都是阳经，其中正中间的一条经脉，是被称为"阳脉之海"的督脉，总督一身之阳气；两侧半寸，是华佗夹脊穴，虽然只有穴位，但在临床医生的心目中，也当成经脉来用；督脉两侧1.5寸和3寸，是足太阳膀胱经，有很多背俞穴（肺俞穴、心俞穴、大肠俞穴等），是人体五脏六腑的气血留注之地。刺激这些

穴位，可以内调脏腑，外治穴位周围的软组织。

背部刮痧最为简单，患者反坐在靠背椅上，俯首弓背，医生沿着上述七条线，从上到下，一路刮下去，力量要逐渐下沉。遇到有问题的部位，比如特别痛的地方或反应点，就要多刮或多点几下。背部刮痧除了刮这七条线之外，肩胛骨也是不可缺少的，一般是沿着肩胛骨的三个边缘和肩胛冈的上、下缘刮。

④ 胸腹部。胸腹部虽然属阴，但腹部的经络也不都是阴经。正中线是一条任脉，被称为"阴脉之海"，能调节全身阴经的经气，紧靠它的是足少阴肾经，然后是足阳明胃经，最侧边的是足厥阴肝经。这4条经脉中，除了胃经之外，都是阴经。从理论上讲，经常刮拭胸腹部，可以宣肺、疏肝、健脾、和胃、改善消化和吸收功能、增强体质。但由于胸腹部的肌肤比较娇嫩，容易刮伤，实际应用得较少。

⑤ 上下肢。人体经脉有十二正经和奇经八脉。对于颈椎病患者来说，刮痧一般刮颈部和上肢的经脉较多，刮下肢的经脉较少，因为颈椎病多半累及上肢。

拔罐疗法

拔罐，顾名思义，就是将罐子拔在皮肤上，因此也称为

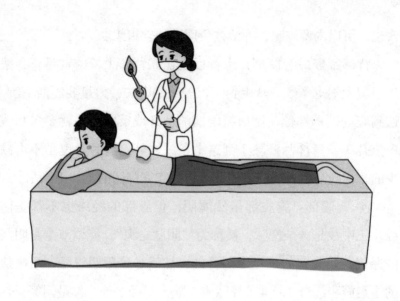

"吸筒"或者"吸杯"。有些地方的方言称之为"角",古人也是这样称呼的。在茹毛饮血的狩猎时代,兽角比瓦罐容易获取,跟今天截然不同,所以叫"角"。古人拔罐的目的不是想看"黑不黑""湿气重不重",而是在治疗疮疡脓肿时,用拔罐来吸血排脓。常用的罐具有玻璃罐、竹罐、抽气罐。

拔罐产生的真空负压有一种较强的吸拔之力,其作用在经络穴位上,可将毛孔吸开并使皮肤充血,可以引导营卫之气流通输布、鼓动经脉气血、濡养脏腑组织器官、温煦皮毛,同时可以振奋脏腑功能、畅通经络、调整机体的阴阳平衡,从而使经络气血得以疏通,使脏腑功能得以调整,达到防治疾病的目的。

1.拔罐的注意事项

① 拔罐时应注意保暖，避免感染风寒；拔罐用具需做好清洁消毒工作。

② 一般拔罐后3h不宜洗澡；罐印消除后才可进行下一次拔罐。

③ 拔罐过程中若出现不适，应及时停止拔罐，情况严重者应及时就医。

④ 皮肤过敏、外伤、溃疡处禁用；五官禁用；有出血倾向疾病如血小板减少症者禁用；严重的心、肝、肾疾病以及高热抽搐者禁用；骨折处、静脉曲张部位、肿瘤处禁用；醉酒、过饱、过饥、过劳、大汗等情况下禁用。

⑤ 女性月经期下腹部、腰骶部慎用，妊娠期下腹部、腰骶部、乳房处禁用。

中医学认为，罐印具有一定的诊断意义。一般来讲，罐印处皮肤瘙痒感明显者，是感受风邪；罐印较暗、紫黑者，是感受寒邪；罐印偏红者，表明对应脏腑有火；罐印中可见瘀斑者，表明身体内有气滞血瘀；起罐时罐内水汽明显，皮肤明显潮湿或起水疱者，表明体内湿气较重；罐印处皮肤偏凉、色淡白者，表明正气不足、偏虚寒。

2.拔罐的常用手法

① 走罐法。走罐法又称行罐法、推罐法及滑罐法等。一般用于治疗病变部位较大、肌肉丰厚而平整的部位，或者需要在一条或一段经脉上拔罐的情况。走罐时宜选用玻璃罐或陶瓷罐，罐口应平滑，以防划伤皮肤。具体操作方法是，先在将要施术的部位涂抹适量的润滑液，然后用闪火法将罐吸附于皮肤上，循着经络或需要拔罐的线路来回推罐，至皮肤出现瘀血为止。操作时应注意根据患者的病情和体质调整罐内的负压，以及走罐的快、慢、轻、重。罐内的负压不可过大，否则走罐时由于疼痛较剧烈，患者将无法接受。推罐时应轻轻推动罐边，用力要均匀，以防火罐脱落。

② 闪罐法。闪罐法一般多用于皮肤不太平整、容易掉罐的部位。用镊子或止血钳夹住蘸有适量酒精的棉球，点燃后送入罐底，立即抽出，将罐拔于施术部位，然后将罐立即起下，按上法再次吸附于施术部位，如此反复拔起多次至皮肤潮红为止。通过反复地拔、起，使皮肤反复地充血、不充血、再充血，形成物理刺激，对神经和血管有一定的兴奋作用，可改善局部血液循环及营养供应。此法适用于治疗肌萎缩、局部皮肤麻木、酸痛或一些较虚弱的病症。操作时注意罐口应始终向下，棉球

应送入罐底，且棉球经过罐口时动作要快，避免使罐口反复加热而烫伤皮肤。操作者如感觉罐体过热，可更换另一个罐继续操作。

③ 留罐法。留罐法又称坐罐法，是指将罐吸附在应拔部位后留置一段时间的拔罐方法。此法是临床最常用的一种拔罐法，主要用于以寒邪致病为主的疾患或脏腑病。治疗实证用泻法，即用单罐口径大、吸拔力大的泻法；或用多罐密排、吸拔力大，吸气时拔罐，呼气时起罐的泻法。治疗虚证用补法，即用单罐口径小、吸拔力小的补法；或用多罐疏排、吸拔力小，呼气时拔罐，吸气时起罐的补法。留罐法可与走罐法配合使用，即先走罐后留罐。

④ 转罐法。转罐法是先用闪火法将罐吸附于皮肤上，然后手握罐体来回转动的方法。操作时手法宜轻柔，转罐宜平稳，防止掉罐。转动的角度要适中，角度过大患者不能耐受，过小无法达到刺激量。因为转罐法对穴位或皮肤能产生更大的牵拉刺激，加强了血液循环，增强了治疗效果，所以多用于穴位治疗或局部病症的治疗。操作时宜选用罐口平滑的玻璃罐或陶瓷罐，避免转动时划伤皮肤。棉球经过罐口时动作要快，避免使罐口反复加热以致烫伤皮肤。操作者应随时掌握罐体温度，如感觉罐体过热，可更换另一个罐继续操作。

◯ 物理疗法

牵引疗法

1.牵引的作用

① 制动与固定头颈部，减轻和消除颈椎局部的创伤性反应。限制颈椎活动，减少对受压脊髓和神经根的反复摩擦和不良刺激，有助于脊髓、神经根、关节囊、肌肉等组织的水肿减轻和炎症消退。

② 防止椎间盘突出的进一步加重。增大患椎椎间隙，降低内压，增加后纵韧带张力，促进消肿、突出物移位还纳。

③ 有利于恢复颈椎椎间关节的正常序列。改善颈椎曲度不正常现象，恢复颈椎生理曲度和稳定性。

④ 松弛颈部肌肉。解除肌肉痉挛，恢复颈椎的平衡，降低椎间盘内压，缓冲椎间盘向四周的压力，缓解疼痛，恢复运动功能。

⑤ 牵开椎间孔。牵开狭窄的椎间孔和嵌顿的小关节滑膜，纠正小关节紊乱，改善椎体间相互关系，减轻充血、水肿及其对神经根的压迫。

⑥ 缓解椎动脉第2、第3段的迂曲。使扭曲于横突孔间的椎动脉得以伸直，改善椎动脉的血液供应。

⑦ 使颈椎管纵径拉长、脊髓伸展、黄韧带皱褶变平、椎管容积相对增加。正确的牵引治疗不仅可解除肌肉痉挛，同时也可改善神经根刺激症状。

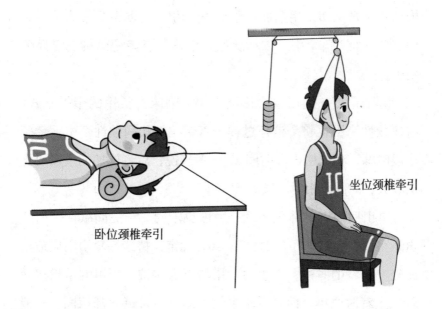

坐位颈椎牵引

卧位颈椎牵引

2.颈椎牵引的角度、力度、时间

颈椎由7个椎体组成，从侧面看像一个"C"字。当头部处于不同位置时，这个"C"字的弧度会出现变化，而不同弧度，牵引力所集中的部分也不同，否则会影响疗效。例如，当低头时，颈椎的"C"字会慢慢变直，接近"I"字，这时，牵引的力量主要影响颈椎的下半段；当保持头在正中位时，则主要影响颈椎的上半段。所以，临床医生会根据患者情况，来决定牵引时其头部的位置。一般来说，神经根型颈椎病多采用颈前屈20°～30°角牵引，颈型颈椎病采用前屈小于20°角牵引，椎动脉型颈椎病采用前屈小于5°角牵引，脊髓型颈椎病采用后伸10°～15°角牵引。椎动脉型颈椎病和脊髓型颈椎病需谨慎牵引。

除了角度，力度也会影响效果。临床上常用的牵引方式，有持续性牵引（整个治疗过程一直牵拉）和间歇性牵引（牵拉一段时间，稍放松一段时间）。一般来说，后者施加的重量要比前者大，时间也相对较长。

牵引时患者的体位不同，力度也不同。一般间歇性牵引的重量可以其自身体重的10%～20%确定，持续性牵引则应适当减轻。躺着的时候，牵引力不用与重力对抗，所用的重量自然就比坐着时要小。而且，牵引的力度也不是每次都相同。一般来说，刚开始的力度最小，随着牵引次数的增多，力度慢慢加大，直到某一个值。

此外，牵引时间通常在10～20min，再长就可能产生头痛、恶心等不良反应。牵引还应充分考虑个体差异，年老体弱者牵引宜重量轻些、时间短些，年轻力壮者则可重量重些、时间长些。牵引过程如有不适或症状加重，应立即停止，查找原因并调整、更改治疗方案。

牵引治疗往往需要多个疗程，甚至历时1～2个月，持之以恒，方能见效，半途而废则收效不佳。

3.家庭牵引的注意事项

有不少颈椎病患者，在看了家用牵引器广告后，便兴冲冲买回家使用。殊不知，使用不当，可能暗藏危机。

颈椎牵引也有不适合的情况。例如，针对必须手术治疗的患者（如绝大多数的脊髓型颈椎病患者），牵引便没有作用。而有些情况，如颈椎风湿性关节炎，牵引还会出现危险。

打个比方，我们的颈椎就像一块块积木，而韧带就是胶布。正常情况下，积木是被胶布连接在一起的。风湿性关节炎的韧带有坏死的可能，就相当于胶布老化了，一扯就断。这时如果自行牵引，可能会出现颈椎椎体不稳、脱臼或半脱位，乃至损害脊髓，造成瘫痪甚至死亡。当然，这样的可怕结果，并不意味着对家庭牵引的全盘否定，而是告诉我们，慎重使用，才能"自救"。

具体来说，牵引应严格在专业人员指导下使用。应该先通过检查和诊断，让医生排除牵引的禁忌证，制订个性化的牵引"处方"，然后在医生或治疗师的指导下，练习几次，熟练后才回家自行牵引。而且，在治疗过程中，每隔一段时间，要去医院复查，让医生判断病情变化，调整治疗方案。

牵引的禁忌证：年老体弱、全身状态不佳者；有骨质破坏者；颈椎骨折、脱位者；拟行手术者；寰、枢椎不稳者；有炎症者；落枕、扭伤者；有心血管疾病者；脊柱肿瘤、结核、骨折患者；严重骨质疏松的患者等。

在牵引的最初几天内患者有轻微头痛、头昏、注意力涣散、下颌和颈部酸胀等不适反应，甚至症状有一点点加重，遇此情况可暂不中断牵引，绝大多数患者3天左右不适感消失，颈椎病症状开始改善。如果超过3天仍有上述不适症状，或病情明显加重，应立即停止牵引，改用其他方法治疗。

4.牵引与颈椎病的预防

个别家用牵引器的广告，除了强调"治疗"作用，通常还以"预防"来吸引顾客眼球，事实果真如此吗？

牵引对于正常的颈部而言，的确也有一定的正面作用，如放松肌肉、改善局部循环、滑利关节等。但要达到这些效果，完全不必动用如此之"牛刀"，许多日常的自我保健，如进行简单的颈部运动、避免长时间保持同一姿势、注意颈部保暖等，即可达到。因此，并不推荐将牵引用于颈椎病的预防。

5.气囊式牵引器与机械式牵引器

目前，市场上的家用颈椎牵引器种类繁多，大致可分为气囊式牵引器和机械式牵引器两大类。

气囊式牵引器价格低廉，但其气囊充气膨胀时，各个方向产生的压力是等同的。当垂直方向的牵引力达到所需力度时，可能已超过颈动脉所能承受之力，继而影响头部的血液供应，出现头晕、恶心。此外，还可能压迫肩部肌肉，导致肌肉酸痛。因此，应尽可能选用机械式牵引器。

常见的机械式牵引器有吊挂式颈椎牵引器、颈椎牵引椅和颈椎牵引床等，其中吊挂式颈椎牵引器使用起来较为方便，所需的地方较小。患者必须选好悬挂位置后，调节好牵引角度及选好牵引重量。

6.自我徒手牵引法

自我徒手牵引法（图4-9）是一种十分简单而且可立即见效的方法，可在家庭、出差、会议等各种场合采用。方法是：双手十指交叉合拢，放置枕后部，枕部后伸后仰，双手逐渐用力往各个方向持续牵引5～10min，连续3～4次。自我徒手牵引法的原理是利用双手向上牵引之力，使颈椎恢复生理曲度，并使椎间隙牵开，如此可使椎间关节周围肌肉放松而起到缓解症状的作用。但本法对椎管狭窄，尤其是伴有黄韧带肥厚者不宜使用，因其可加剧黄韧带向椎管内的隆凸而加重病情。

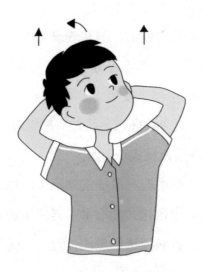

图4-9　颈椎自我徒手牵引法

弹力带疗法

一根小小的弹力带，就可以达到锻炼颈肩的目的。

弹力带体积轻巧、携带方便、使用简单，且具有良好的伸缩性，随运动幅度的增加，其阻力亦会递增，可使训练效能更高。

一条小小的带子，即可随时随地帮你进行力量、柔韧、拉伸、弹跳等全身运动，最重要的是对场地没什么限制，正好满足现代人日常生活节奏紧张、运动时间有限的需求。有条件的可购买专门的训练弹力带，或简单地以抽血用的橡皮绳替代。

（1）等长颈部伸展训练　将头后部置于弹力带中间；肘部弯曲，紧握弹力带两端；保持颈部处于中立位不变，下巴略微内收；伸展肘部、向前拉伸弹力带，保持头颈部不动；将弹力带缓慢返回。

（2）等长颈部侧屈训练　将头侧部置于弹力带中间；肘部弯曲，紧握弹力带两端位于头部一侧；保持颈部处于中立位不变，下巴略微内收；将肘部向外伸展，向外拉伸弹力带，保持头颈部不动；将弹力带慢慢返回。另一侧重复同样的动作。

（3）耸肩　站立，手臂位于身体两侧；脚踩在弹力带之上，双手分别握住弹力带两端；向上耸肩，之后肩部向后方耸动；慢慢返回。

（4）肩胛后缩　手臂置于身体两侧，肘部弯曲90°，双手各持弹力带一端；通过向外轻微错动手臂，后缩肩胛骨，并保持肘部紧贴身体；慢慢返回。

食疗法

经典食疗药方

1.经络不通型

该型患者有颈部僵硬、头晕、头重、胸闷等症。多由外感风寒所致，患者颈部僵硬胀痛、活动不利，多为颈型颈椎病。

食疗多可选用桂枝加葛根汤中的舒经活络解表之品，常用食疗方如：① 葛根赤小豆粥：葛根25g，赤小豆30g，粳米100g。将葛根洗净加足量水煎煮，去渣留汁，加入洗净的赤小豆和粳米，如常法共煮粥即成。长于散寒祛湿，缓解外邪闭阻筋脉所致的项背强痛。② 老桑枝煲鸡汤：老桑枝60g，母鸡1只（约1000g），生姜6片，食盐适量。将老桑枝洗净浸泡10min后，与母鸡、生姜片一同放砂锅内，加适量水，煲煮2h，加食盐调味，饮汤食鸡肉。现代研究认为，桑枝有较强的抗炎活性，可提高人体淋巴细胞转化率，增强免疫的作用，对中医经络不通的痹证，新久寒热均可应用。该汤有益精髓、通经络的功效，尤适用于神经根型颈椎病。

2.肝肾不足型

患者感觉颈背僵痛、腰酸乏力、头晕耳鸣、健忘失眠等。"正气存内，邪不可干"，中医认为颈椎病为退行性改变，主要因为患者年老肝肾亏虚或慢性劳损，致气血不足、精骨失养而感受外邪。肾主骨，肝主筋，脾主肌肉，宜注意食用补益肝脾肾的食物治其本。

常用补益肝脾肾的食疗方如壮骨汤：猪尾骨500g，杜仲、枸杞各15g，山药30g，龙眼肉12g，牛膝10g，葱、生姜、食盐各适量。将猪尾骨洗净焯水后，与以上药材共入煲内，熬煮好后加入葱、生姜、食盐，取汤及肉服用。猪尾骨具有补脾益气、养血健骨的功效。临床研究也显示，在常规针刺或推拿等基础上，加以自制壮骨汤干预可有效提高各型颈椎病的治疗有效率。

3. 气虚血瘀型

患者颈部疼痛，四肢麻木无力，精神疲倦，头晕目眩，且往往缠绵难愈。颈椎病的发生发展离不开气与血，中医认为气与血互生互用，正所谓"血气不和，百病乃生"。

常用食疗方如：① 参芪粥：黄芪、党参各30g，川芎、当归各10g，龙眼肉、枸杞子各20g，粳米100g，白糖或红糖适量。将黄芪、党参、当归、川芎先洗净，加适量水煎煮取汁，再将药汁加入龙眼肉、枸杞子及粳米中，如常法熬煮成粥，加适量白糖或红糖调味即可食用。适于椎动脉型颈椎病。② 当归鱼头汤：当归、伸筋草各15g，陈皮6g，板栗50g，鱼头500g，葱、生姜、蒜、食盐各适量。将鱼头洗净后剖成两面，下油锅煎至两面金黄，加适量热水与其他药材一起共煮成汤，最后加入葱、生姜、蒜、食盐，食鱼饮汤。该方具有活血通络益胃作用，适于颈部疼痛、四肢麻木无力者。

补钙须知

退行性颈椎病往往与骨质疏松、脱钙有关，适当补钙无疑对延缓和改善颈椎退行性改变、骨质疏松等大有裨益。

按照膳食指南要求，成人每天的钙摄入量应达800mg，8 ~ 11岁的青少年、妊娠中晚期女性及50岁以上老年人甚至需要1000mg或以上。

一般而言，通过三餐的正常饮食，大概能补充400mg的钙，那么剩余的钙怎么补好呢？补钙的概念早已深入人心，许多人亦将钙片纳入每日必备之列，但真正会补钙的人却并不多。好的钙剂应该满足以下几个条件：含钙量高，溶解度好，安全无毒，口味佳、儿童易接受，以及价格合理。

实验研究表明，目前市场上常见的钙剂，根据其有效钙含量，从高到低依次为：醋酸钙＞乳酸钙＞葡萄糖酸钙＞沽性钙＞碳酸钙＞天然钙（动物骨及贝壳提取物）。具体可根据个人情况，在医生的指导下加以选择。

服用钙剂，选择合适的时间十分关键。由于钙离子能与食物中的很多物质结合，不易被肠道吸收，故选择在进餐或进餐后立刻服用会影响钙剂的吸收；而在空腹时，由于胃中缺乏胃酸分泌，同样会影响钙剂的分解和吸收。所以，服用钙剂最好选择在两餐之间，特别是饭后1h服用效果较佳。而睡前1 ~ 2h补充钙剂，也被认为是较好的时机。因为血钙水平在夜间较低而白天较高，夜间的低钙血症可刺激甲状旁腺激素分泌，使骨钙分解加快，所以在临睡前补充钙剂，夜间就能保持充足的钙，减少骨钙分解流失。

此外，由于蔬菜、水果中的植酸、草酸、纤维素含量较高，易与钙离子结合，形成不溶性的钙盐而难于吸收，应避免与钙剂同服。茶、咖啡也不宜与钙剂混服。

钙片补钙固然方便又有效，但所谓"药补不如膳补"，要补钙，最好还是喝牛奶，因为牛奶中钙的含量非常高，且富含维生素D、酪蛋白、乳糖等，能促进钙的吸收。此外，小虾皮、带骨的小鱼、海带、豆类及其制品、各种瓜子、芝麻酱、发菜等的钙含量也十分丰富，平时可以适当多吃。

钙的吸收是有一定饱和度的，并非补得越多吸收越多、效果越好。所谓"过犹不及"，有时反而是因为补得过量出了问题。譬如，草酸钙补多了确实可能引起肾结石。所以，目前的主张是适量补钙。

另外，适当多晒太阳和合理运动也很重要。维生素D属于脂溶性维生素，可促进钙的吸收和利用。食物的维生素D含量都不高，因此要多晒太阳，自我生成维生素D，必要时可食用鱼肝油。增加运动量，则可减少身体内钙的流失。

"售后与维修"——颈椎病治疗方式的选择

无论哪一类型的颈椎病，其治疗均应遵循先进行综合性康复治疗，无效而又符合手术指征时再考虑手术，这一基本原则。事实上，大部分颈椎病，通过康复治疗便可获得痊愈或缓解，关键是治疗及时，措施得当，并持之以恒。仅极少数经规范康复治疗无效或病情严重者，需要手术治疗。

现在可用于颈椎病的康复治疗很多，到底该如何选呢？

在青少年时期，颈椎的骨骼弹性、柔韧性很好，椎间盘水分充足，韧带伸展性好，随着不可避免的退化、老化的发生，当这些退行性改变影响到神经、血管时，颈椎病就出现了。所以说，颈椎病的"病根"在于退化，随着年龄的增长，这些退行性改变是每一个人无法抗拒的。我们所能做的是消除颈部的炎症，改善颈椎的力学关系，减轻其对神经、血管的压迫，即不产生症状，并发现及改正不良的生活、工作习惯。

在治疗上，建议先选择简单的方法，尽量避免"杀鸡用牛刀"的情况。例如，单纯的生理曲度改变，可采用更换合适的枕头的方法；单纯的肌肉劳损，可采用推拿、热敷的方法；疼痛剧烈的，可采用针灸的方法等。

有人会说，既然骨质增生、椎间盘突出是病根，那只有手术才能治"本"。对于这个问题，首先，我们要认识到，骨质增生和椎间盘突出并非是引起症状的直接原因。其次，通过治"标"可以改善"本"。再次，就是要选择经济的、性价比高的方法。很多人认为更昂贵的治疗方法效果一定更好，但结果往往是"赔了夫人又折兵"。对于久坐的患者，坚持做颈部保健操、"小燕飞"就可以改善症状；由受寒、劳累导致的颈部肌肉僵痛，艾灸、热敷就可以缓解。另外，自购牵引架、自我推拿都有不错的效果，同时应用几种不同方式的综合治疗，也能起到"1+1＞2"的效果。但应在明确病情后，在医生的指导下进行。

颈椎退行性病变是颈椎病发病的病理基础，生物力学失衡是颈椎病的主要成因，而颈椎节段性不稳及相关肌群薄弱是导致生物力学失衡的主要原因。只有力学治疗才能有效地调整颈椎生物力学失衡及颈椎节段排列紊乱，只有主动运动与功能训练才能强化肌力、调整生物力学，进而稳定颈椎。因此，生物力学调整与主动运动训练相结合才是颈椎病康复治疗防治并重的合适手段，也是颈椎病康复治疗的新理念、新趋势。

在安排康复治疗时，应明确引起患者症状的主要因素是机械性（力学）因素、化学性（炎症）因素，还是器质性（结构）

因素。在力学因素中，需明确引起患者症状是以机械压迫为主，还是以力学不良、节段性不稳为主。

颈椎病早期炎症明显时，不宜采用力学调整疗法，以免加重炎症，应选用以消除炎症为主的治疗方法，如药物治疗、物理治疗及中西医结合治疗方法等。炎症减轻后，如症状主要由机械压迫因素引起为主，宜用能减压的力学调整疗法，如颈椎牵引、颈椎减压疗法；如症状主要由颈椎排列不良所致，就应选用能调整颈椎排列的疗法，如手法复位、整脊疗法等；如由肌肉功能下降所致颈椎不稳，则应使用以主动运动治疗为主的方法。但在治疗过程中，处方（治疗方案）也不是一成不变的，必须根据病情变化和疗效监测及时适当地进行调整。

应该选择保守治疗还是手术治疗？

保守治疗即非手术治疗，它包括制动、物理疗法、药物疗法、中医疗法（针灸、推拿、中药内服或外用等）、康复锻炼等治疗方法。对大部分患者来说，应在完善检查明确病情的基础上，先选用保守治疗的方式，若2～4周保守治疗无效，可进一步考虑手术治疗。

在颈椎病的非手术治疗中，颈椎的制动与休息是主要的治疗手段，它可以延缓或阻止颈椎病的发展。通过纠正颈椎病患者的不良体位，进行颈椎牵引、推拿及其他非手术的治疗方法，不仅可以减轻对颈神经、颈部血管的各种压迫，而且还可以纠正颈椎局部紊乱的骨关节状态，改善局部的病理解剖状态，缓解疼痛，增加颈部和脑部的血液供应，从而改善颈椎局部的病理状态，恢复颈椎的稳定性，维持颈椎各种正常的生理活动，而且有利于由颈椎病引起的各种创伤性反应的康复，特别是对那些病程较长的颈椎病患者具有重要意义。对早期的颈椎病患者，平日注意坚持经常性的自我保健与自我疗法，可预防颈椎病的加重或复发。

保守治疗的适应证包括：① 早期或轻度颈椎间盘突出症；② 神经根型、椎动脉型或混合型颈椎病；③ 早期脊髓型颈椎病；④ 年老体弱伴有并发症者及手术不耐受者；伴有精神、神经系统疾病的颈椎病患者。

手术的适应证包括：颈椎椎体不稳、颈椎畸形、神经组织受压等。

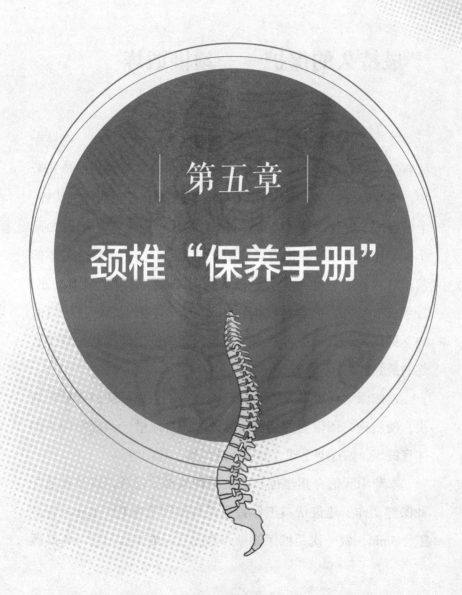

第五章

颈椎“保养手册”

最持久的保护——颈椎锻炼

现代人普遍压力较大，体育锻炼的时间越来越少，而缺少体育锻炼容易造成颈椎周围的肌肉、韧带、关节囊的松弛和劳损，影响颈椎稳定，引起颈部的僵硬和酸痛，严重时导致头昏、上肢麻木、肩背痛等。经常参加体育锻炼，能使肌肉力量增强、小关节比较灵活、肌肉有更强的爆发力和耐力；而缺乏锻炼的颈椎容易疲劳，遇到比较轻的致病因素，如劳累、伏案工作、看手机、受寒，很容易被损伤。例如，不同的人低头看书 1h，缺乏锻炼者的颈椎更容易产生酸痛。而颈椎保健操就是颈椎锻炼的最好方式。

颈椎保健操可以改善颈部肌肉韧带的供血，使血液循环加快，使肌肉、韧带更加强壮。另外、还可以做一些经常仰头的体育锻炼，如打羽毛球、游泳、放风筝、爬山等。

本节中我们介绍坐位和卧位两种颈椎保健操，以及其他几种保健动作。建议伏案工作者尽量每连续工作 1 ～ 1.5h，暂停工作 5min，做一次颈椎保健操，养成良好的工作习惯。每晚睡

124

觉前，坚持做卧位的颈椎保健操，持之以恒，一定能收到不错的效果。但应注意的是，椎动脉型颈椎病和脊髓型颈椎病的患者，即头晕、恶心、呕吐、心慌、四肢感觉异常、运动明显受限的患者，应在医师指导下选择保健操动作。

伏案工作者颈椎保健操

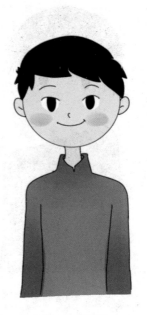

1.起势（图5-1）

选择上身直立、自然的坐姿，双手自然垂于身侧，平静自然呼吸。

图5-1　起势

2.松转大地（图5-2）

先将右肩耸起，注意保持头部的中正［图5-2（a）］，坚持3～5s，自然放下，再耸起左肩，坚持3～5s，左右两肩交替，共做6次；然后双肩同时向前做环转运动［图5-2（b）］，转5圈后，再向反方向转5圈，活动肩关节。

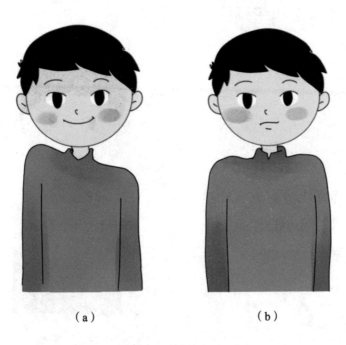

（a）　　　　　　　（b）

图5-2　松转大地

颈椎病自我保健不求人

3.回头望月（图5-3）

　　颈部向右转动至最大限度，继而颈部后仰至最大限度，保持该姿势10s后，缓慢转动颈部至中立位，再向左侧转动颈部至最大限度，保持该姿势10s，回复至中立位。

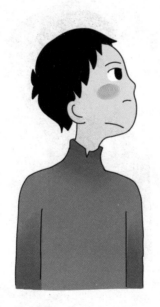

图5-3　回头望月

4. 猴子捞月（图5-4）

抬起右手臂，放于头部左侧，以手臂带动颈部向右侧屈至最大限度，保持该姿势10s，继而回复至中立位，并将手臂放下；左侧动作同右侧。

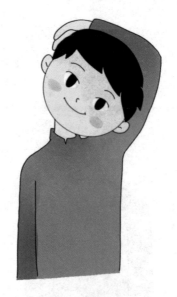

图5-4　猴子捞月

颈椎病自我保健不求人

5. 白鹤汲水（图5-5）

将颈部向右转45°，并将颈部向前伸，下巴向下，如白鹤汲水，保持该姿势10s，回复至中立位；左侧做同样的动作。

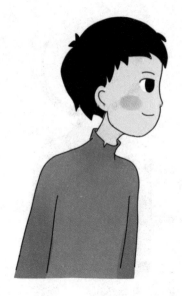

图5-5　白鹤汲水

6.俯仰生息（图5-6）

低头至最大限度并保持10s，继而仰头至最大限度，保持10s，回复至中立位。

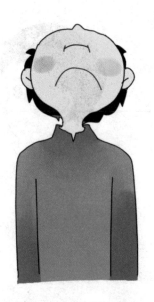

图5-6　俯仰生息

7.疏肝理气（图5-7）

以鼻缓缓吸气，两手如托物状，缓缓上移至胸前，随呼气默念"嘘"字，同时反掌立掌，掌心向前，指尖向上，随呼气缓缓向前方推出，两肘微屈［图5-7（a）、图5-7（b）］；至呼气尽时反掌，掌心向上，指尖相对，向下收回至小腹前，继而深吸气，呼气搓两胁［图5-7（c）］。

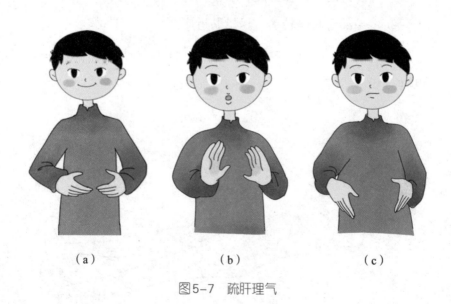

（a）   （b）   （c）

图5-7　疏肝理气

8.收势

闭目养神，将注意力集中在颈项部，默念"松"2～3次。

仰卧位颈椎操

1.转头举手法（图5-8）

① 仰卧，两手贴在身侧，双脚打开，与肩同宽。

② 将颈部朝右侧转动，尽量贴近床面。

③ 先吸气，然后一边呼气一边将右手伸直，向上抬起约
30cm。

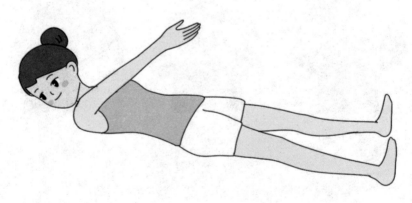

图5-8 转头举手法

④ 脸保持向右的姿势，右手向左脚尖伸直，姿势到位后，再吸气后憋气，并坚持10s。

⑤ 回到起始位置，换另一侧做相同的动作。

2.上臂撑头法（图5-9）

① 仰卧，双脚打开与肩同宽。

② 手肘垂直竖起，贴在身体两侧。

③ 扩胸，将肩胛骨往中间夹紧，头部后方用力撑起身体，下巴往上抬，持续此动作10s，头顶仍需紧贴床面。

④ 回到起始位置。

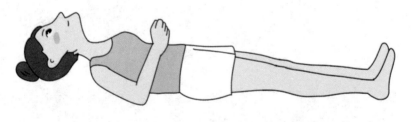

图5-9　上臂撑头法

3.上臂撑背法（图5-10）

① 仰卧，双脚打开与肩同宽。

② 吸气后慢慢呼气，上臂侧举与肩同高，手肘弯曲，前臂垂直竖起。

③ 吸气，做类似扩胸的动作，手臂用力，挺胸抬头；胸部与颈部皆抬起，胸部与手臂发力，头部不发力，达到最大限度后，憋气约10s。

④ 呼气后，头部、手臂回到原来位置。

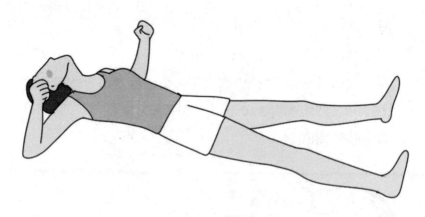

图5-10   上臂撑背法

4.上臂抬头法（图5-11）

① 仰卧，双脚打开与肩同宽。

② 手肘垂直竖起，上臂紧贴身体两侧。

③ 扩胸，吸气然后呼气。呼气时双臂用力，头往上抬起，下巴尽可能贴近胸口，吸气并憋气10s。

④ 回到初始位置。

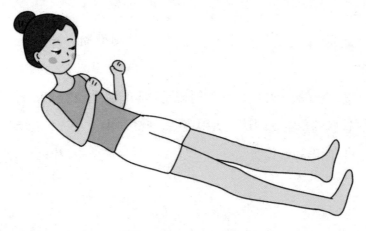

图5-11　上臂抬头法

5.双手环抱胸弓身法（5-12）

① 仰卧，双脚打开与肩同宽。

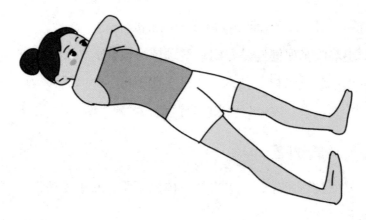

图5-12　双手环抱胸弓身法

② 双手抱肩，两手掌分别抓住对侧肩膀，并尽量靠近颈部。

③ 吸气然后呼气。呼气时以肩膀与脚跟为支撑点，弓起身体，让腰部悬空，到达最大限度后，憋气10s。

④ 回到初始位置。

小鸡吃米保健操

由于现代社会越来越多的人工作、学习、娱乐是伴随着手机、电脑、电视度过的，我们的颈椎会不自觉地前伸，而颈椎的生理曲度是"C"形的，这种工作、生活习惯是造成颈椎曲度变直和反弓、颈部脂肪沉积的直接原因。

小鸡吃米保健操是专门针对颈椎习惯性前伸、颈椎曲度改变而编的，整套操的基本动作是下压下巴、头部后移，可以想象成小鸡找米、啄米、咽米的全过程，形象生动。

1.预备式（图5-13）

站立位或坐位，双手自然在体侧下垂，双眼平视前方，深呼吸使身体完全放松。

先自然耸肩至最大限度，然后双肩向后收紧，感觉两肩胛骨发力，整个过程缓慢、柔和，坚持数秒，然后两肩自然下沉放松。

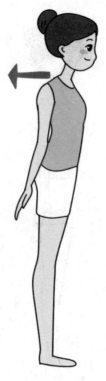

图5-13 预备式

2.第一节（图5-14）

　　眼睛直视前方，稳定且缓慢地后移头部，直至不能再向后移为止（注意下巴不要翘起，眼睛不要向上看），同时用力将下巴往后缩；保持上述动作几秒后，双手可做合十状，使指端可放在下巴上，帮助下巴往后缩，保持几秒后放松，然后回到起始位置。

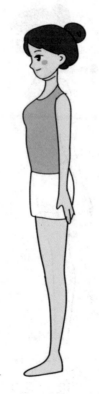

图5-14　第一节

颈椎病自我保健不求人

3.第二节

眼睛直视前方，稳定
且缓慢地向正前方移动头
部，坚持数秒后缓慢回
缩，注意要单纯依靠颈部
肌肉的力量，不要使用
肩膀借力，整个过程缓慢
柔和；然后在小幅度转动
头部的基础上，向下方、
左下、右下移动头部，
注意整个过程下巴不要
翘起。

4.第三节（图5-15）

同第一节保持头部回
缩姿势，再慢慢抬起下
巴，头部后仰，继而缓慢
左右转动头部，各转动
5～10次为一组，然后回
到起始姿势。

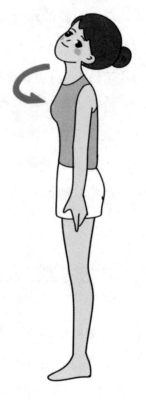

图5-15　第三节

小燕飞

　　取俯卧位，去枕，双手自然放于身体两侧，先用力挺胸抬头，使头、胸离开床面，同时膝关节伸直，大腿用力向后也离开床面，持续3～5s，然后放松肌肉休息。重复10次为一组，每次可做2～3组，每组之间休息2～3min。

　　过程中应注意保持双肩、双腿抬高的幅度一致，惯用一侧的上肢、下肢可能自我感觉发力稍小，非惯用一侧可能会有较吃力的感觉。随锻炼强度的增加，可延长每次小燕飞的时间，以不产生酸痛感为宜。

平板支撑

　　取俯卧位，双肘弯曲支撑在地面上，上臂垂直于地面，双脚前端踩地，身体离开地面，躯干伸直，头部、肩部、胯部和踝部保持在同一平面，腹肌收紧，盆底肌收紧，脊柱延长，眼睛看向地面，保持均匀呼吸。每组保持60s，每次训练4组，组与组之间的间歇不超过20s。

瑜伽猫式

双膝跪地，与臀同宽，小腿与脚背贴地面，双手撑地，与肩同宽，指尖指向前方，挺直腰背，躯干与上臂、大腿均成直角，躯干与地面平行；深吸气，腰背部最大限度向下压，臀部向上抬高，眼望前方，两肩下垂，颈椎与脊柱呈一条直线；深呼气，把背向上拱起，低头，视线望向大腿，从肩部到臀部，形成连续的弧线，应感到背部有拉伸感。重复3～5次。其后恢复至起始位置，挺直腰背，同时右脚往后蹬至与后背呈水平，脚掌蹬直，左手向前伸宜，双眼望止前方，坚持10～20s。对侧同上。

颈椎自我锻炼的注意事项

① 尽可能缓慢地拉伸。伸展活动以适度拉伸肌肉、去除疼痛、缓解疲劳为目的，并非拉伸颈部的骨头，不需拉伸出弹响声。尤其对于颈部不适者，动作宜缓慢，在身体适宜的程度内进行伸展。不要憋气，伸展过程中配合呼吸。

② 伸展程度不要过强。有些人总是想使身体充分弯曲，头转

到极限，手臂拉伸到最大，但是这样过度拉伸后，肌肉、韧带难以恢复，反而会造成身体损伤，过犹不及。

③ 伸展时不要求快。伸展的目的是保持颈部肌肉良好的状态。伸展时如果求快求多，就会给肌肉造成不良影响。真正有效的拉伸，是循序渐进的，是使身体既能得到伸展，又能及时恢复。

④ 疼痛剧烈时不伸展。疼痛是身体的危险信号。伸展时疼痛加剧的话，就可能是肌肉出现炎症了。运动后出现酸痛，说明运动量已达到身体承受的极限或者现阶段不宜进行这项锻炼，可在医生指导下降低锻炼的强度和难度，选择适合自己的动作。某些动作造成急性颈部扭伤、腰扭伤后，活动明显受限、疼痛剧烈，应及时就医，不宜拖延病情。

体育锻炼

游泳

人在游泳时，通常会利用水的浮力俯卧或仰卧于水中，使

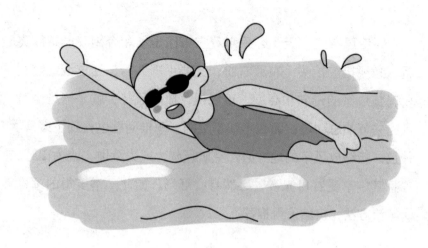

全身特别是颈椎、腰椎松弛而舒展，身体得到全面、匀称、协调的舒展，从而使肌肉线条流畅。在水中运动，减少了地面运动时对颈椎的冲击性，降低了椎体的劳损度，使椎间小关节不易变形。

此外，水的阻力可增加人的运动强度，但这种强度又有别于陆地上的器械训练，是很柔和的，训练的强度很容易控制在有氧阈之内，能够很好地维持人体正常的颈椎生理曲度。事实上，很多游泳爱好者曾患脊柱疾病，通过游泳锻炼，不知不觉地痊愈了。

放风筝

要使风筝飞上天，必须牵着它来回走动和奔跑。风筝放飞后，必须挺胸抬头，左顾右盼，又要手脚并用，通过线绳控制和调整风筝的走向和高度。可以说，放个风筝，就是一场全身肌肉关节的总动员。而在不知不觉间，颈椎问题也得到了缓解。并且，能够放风筝的地方必然空旷辽阔，或为草地，或为田野，置身其中享受着日光浴，必然身心舒畅。如此一举多得的颈椎病防治方法，自然值得推荐。

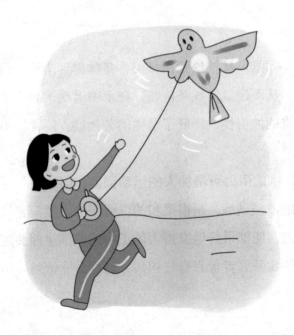

颈椎病自我保健不求人

打羽毛球

打羽毛球是一项全身性运动，需要在场地上不停地移步、跳跃、转体、挥拍，头部随球的方位不时转向，不仅对颈椎起到了舒筋活血的功效，亦锻炼了全身的肌肉、关节和韧带，不知不觉间便治好了颈椎病。

很多人的经验表明，经过一段时间的打羽毛球锻炼，之前的手麻、眩晕等症状都慢慢得到缓解甚至消失。

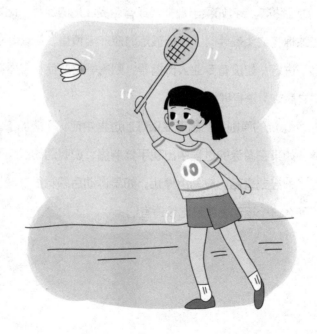

不过，需要注意的是，打羽毛球运动量较大，锻炼前热身运动一定要做到位，以免出现不必要的运动损伤，反而得不偿失。而颈椎病发作时、症状较严重者，也尽量先不要打羽毛球。长跑、踢足球、打篮球、打排球、打乒乓球等太过激烈或易发生肢体冲突的运动，应尽量避免。

体育锻炼的注意事项

① 颈椎病患者如果出现神经或脊髓受压迫的症状，比如脚无力如踩棉花或头晕等时，进行锻炼时应非常慎重，应在专业人员指导下进行。如没有专业人员指导，则需等这些症状慢慢减轻或消失之后，再进行锻炼。

② 锻炼的原则是：患者在锻炼的过程中症状不能加重。比如游泳，如果在游泳的过程中出现手臂麻痛，说明活动过程可能刺激到了神经或脊髓，应马上停止。如果运动后感觉很舒服、很轻松，那么这个运动量就是比较适宜的。

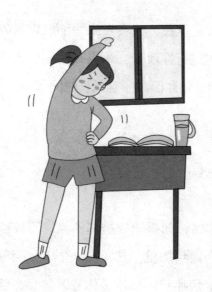

日常生活注意事项

避免长时间伏案工作

　　正常成人头颅的活动和支持都是由颈椎来完成的。由于长时间的伏案工作，颈椎保持前屈，稳定性比较差，需要颈部的肌肉帮助维持这个姿势。长期维持同一个姿势，颈部的肌肉会紧张和疲劳，长此以往，就会发生颈部肌肉肌力减退，并同时引起其他组织的退行性改变。所以长时间伏案工作，已成为容易罹患颈椎病的重要原因。应避免长时间伏案工作。

休息，也是一种治疗

颈椎病发作时，如果治疗措施不当，不仅收效不佳，甚者会适得其反，令症状加重。其实，一个十分简单但却有效的措施便能缓解颈椎病症状，那就是休息。休息，包括卧床休息及局部休息，也是颈椎病康复治疗的一个重要组成部分。症状严重或处于急性发作期炎症明显的颈椎病患者，宜卧床休息。局部休息，主要是避免加重颈部负荷。比如佩戴颈围或颈托，以支撑头颈部，减轻颈部负担，放松颈部肌肉，同时限制局部活动，保护颈椎。

正确佩戴颈围

机器用久了需要停运保养，颈椎出问题了亦需要休养生息。最简单直接的方法就是制动。限制颈椎活动的方式有很多，其中，颈围（颈托）是居家使用最为便捷的一种。其作用主要在于固定和保护颈椎，矫正颈椎的异常力学关系，减轻颈部疼痛，防止颈椎过伸、过屈、过度转动，避免造成脊髓、神经的进一步受损。

颈围可用于各型颈椎病急性期或症状严重的患者，也适用于颈椎骨折、脱位，经早期治疗仍有椎间不稳或半脱位之时。

佩戴颈围时一般固定颈椎于中立位，并注意松紧适度，以不引起明显不适为佳。颈曲反弓者，围领的后方不宜过高。

一般提倡白天佩戴颈围，休息时除去。长期应用可能引起颈背部肌肉萎缩、关节僵硬，非但无益，而且有害，所以佩戴时间不宜过久，一般使用2～4周即可。在症状逐渐减轻后，要及时除去，并加强颈背部肌肉锻炼。

调整"五姿"

站立比行走更累，这是因为行走时双臂和两腿肌肉的交替运动，有助于血液的循环，而站立时，双腿相对静止，静脉回流相对受阻，这种信号传递到大脑，就会让我们感觉疲劳。此处的累，我们理解成肌肉的劳损更为恰当，而不是消耗的能量大小。由此推断，当我们的肌肉、骨骼存在问题时，各种姿势

149

就会产生特异的变化。《黄帝内经》提到"有诸内者，必形于外"就是这个道理。有经验的骨科医生，从患者走进诊室开始，就在观察患者，例如颈椎前屈、驼背、头颈肩习惯性偏歪、双肩不等高、活动受限等。同时，保持良好的姿势有助于治疗和预防疾病，因为自我矫正的过程本身就是一种治疗，同时为以后不会再被颈椎病困扰打下良好的基础。

1.站姿

正确的站姿（图5-16）：双目平视，下巴稍内收，胸部挺起，腰背平直，两腿直立，两足距离与肩同宽。

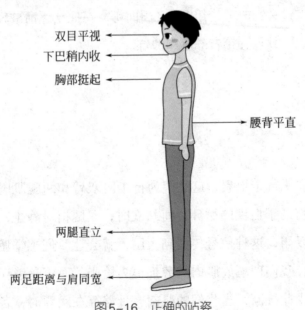

图5-16　正确的站姿

颈椎病自我保健不求人

人体重心偏向一侧，久而久之容易发生颈腰酸痛，甚至造成脊柱变形、内脏下垂等严重问题。

2.走姿

正确的走姿（图5-17）：双目平视前方，头微昂，口微闭；颈正直，胸部自然前上挺，腰部挺直，收小腹，臀部略向后突；双臂自然下垂，双上臂自然摆动，摆幅30°左右，前摆时肘微屈；下肢举步有礼，膝关节勿过于弯曲，大腿不宜抬得过高；步幅因人而异，一般平步为70cm左右；行走时勿上下颤动和左右摇摆。

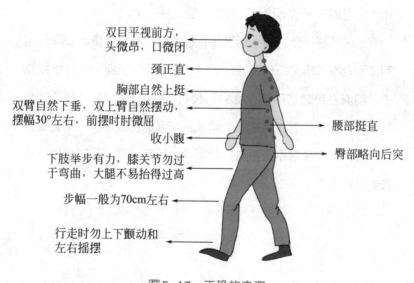

双目平视前方，头微昂，口微闭

颈正直

胸部自然上挺

双臂自然下垂，双上臂自然摆动，摆幅30°左右，前摆时肘微屈

收小腹

下肢举步有力，膝关节勿过于弯曲，大腿不易抬得过高

步幅一般为70cm左右

行走时勿上下颤动和左右摇摆

腰部挺直

臀部略向后突

图5-17　正确的走姿

切忌"猛回头"

有的人走在路上听人叫唤，猛回头张望，就突然昏厥，不省人事。究其原因，与其罹患颈椎病（椎动脉型）不无关系。

人的意识主要靠大脑皮质及脑干、前庭系统的正常功能维系，而脑干、前庭系统的供血几乎完全靠椎动脉。由于椎动脉与颈椎的位置极为密切，故其血流情况易受颈椎活动的影响：颈椎骨刺压迫、椎间隙变窄均可使椎动脉扭曲延长，使血流缓慢。老年人更可能由于动脉硬化，导致血管管径变小。

在这些基础上，如果再发生颈椎急转，椎动脉突然受牵拉与刺激引起痉挛及狭窄，供应脑干的血流量将急剧减少，导致脑干、前庭系统缺血缺氧，就会引起眩晕及平衡失调，以致跌倒。因此，颈椎病患者，特别是老年人，应谨记四项不宜：不宜猛回头；颈部运动幅度不宜过大；颈部用力不宜过猛；不宜做旋转头颈的颈椎操。

3.跑姿

跑步是一项简单有效、老少皆宜的运动。然而，调查发现

颈椎病自我保健不求人

约70%的人群因跑步姿势不正确令颈椎、腰椎意外受损。

正确的跑姿（图5-18）：目视前方，肩膀轻松垂放；挺胸，手臂自然摆动，紧握双拳；身体微微前倾，腹式呼吸；保持脚踝和膝盖放松，缩短跨步，增加步频。

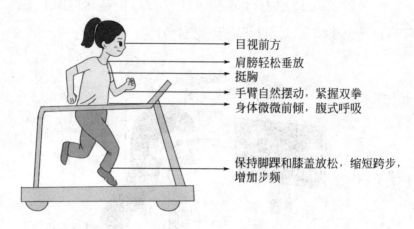

目视前方
肩膀轻松垂放
挺胸
手臂自然摆动，紧握双拳
身体微微前倾，腹式呼吸

保持脚踝和膝盖放松，缩短跨步，增加步频

图5-18　正确的跑姿

4.坐姿

现代人喜欢率性而为，坐姿也讲求舒适、随意，有人习惯坐在椅凳的边缘，有人喜欢跷二郎腿，有人总是倚靠着扶手坐……不知不觉中损伤了脊柱。

正确的坐姿（图5-19）：臀部充分接触椅面，腰背挺直，含胸收腹，颈部直立；两肩自然下垂，两腿平放；人体保持"三个直角"，即膝盖处形成第一个直角、大腿和后背形成第二个直角、手肘形成第三个直角；后背靠在椅背上时，应保持10°～30°，不宜前屈，也不宜后仰角度过大；双目平视显示器中央，与显示器保持约36～76cm的距离，显示器屏幕上所显示的第一排字最好位于视线下约3cm的地方。

坐在地上或床上时，选择一个与小腿肚同样高度的靠垫，不要直接坐在地上，让臀部抬起，挺直后背。

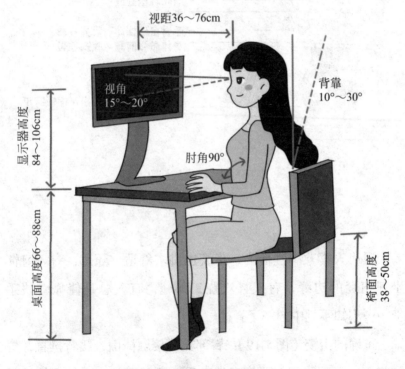

视距36～76cm

显示器高度84～106cm

桌面高度66～88cm

视角15°～20°

肘角90°

背靠10°～30°

椅面高度38～50cm

图5-19　正确的坐姿

颈椎病自我保健不求人

戴个 U 形枕坐长途车

许多人喜欢坐车时打瞌睡、靠在椅背上或车窗边……这些做法可能损伤颈椎。打瞌睡时，人体颈部的肌肉是放松的，头部会因重力作用自然下垂，所形成的姿势全靠颈椎骨关节的支撑及肌腱的牵拉来维持。车辆颠簸或急刹车、急转弯时，人若清醒，肌肉处于紧张状态，能够马上反应；而在睡得迷糊、肌肉完全松弛的状态下，颈部与头部就会像鞭子一样甩来甩去，很容易造成颈椎损伤、错位、排列不良，严重的可能损伤脊髓和神经，甚至导致瘫痪。

所以，在车上睡觉，最好找个支撑物"架住"头部。U形枕具有一定的高度和柔软度，在车上睡觉时可将其套在颈部，如此一来，头部就不再随着车的运行晃来晃去，而是稳稳地靠在枕头上，这样既保持了颈椎的自然弯度，也减轻了对肌肉的牵拉，就能更好地保护颈椎。

目前，很多U形枕都是充气式的，需要时把它吹鼓起来，闲时把气体放掉，折叠起来收藏又不占地方，是长途之旅的必备之物。但如果本身就有严重的颈椎病患者，特别是脊髓型颈椎病的患者，坐车时最稳妥的还是戴上颈围。

此外，坐车时，无论是坐前座还是后座，都一定要系好安全带、扶好扶手。旅行过程中，应尽量避免睡觉，可不时转转头、抬抬手、伸伸腿，以缓解颈、肩、腰、腿各处的疲劳。

5.卧姿

正确的卧姿：

① 正确的侧卧位睡姿（图5-20）：一般以右侧卧位为最佳，此时心脏和肠胃在上，不但利于排血，减轻心脏负担，还利于食物在胃肠内顺利运行。双腿间垫枕头可缓解脊柱压力。

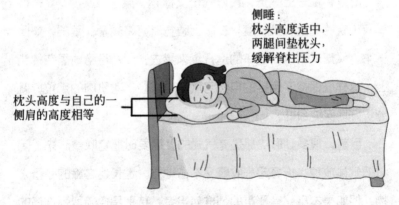

侧睡：
枕头高度适中，
两腿间垫枕头，
缓解脊柱压力

枕头高度与自己的一
侧肩的高度相等

图5-20　正确的侧卧位睡姿

颈椎病自我保健不求人

② 正确的仰卧位睡姿（图5-21）：可在膝关节后方垫上枕头，使髋关节和膝关节屈曲，以减轻腰部前屈程度，使腰背肌肉、韧带和筋膜得到充分的放松。

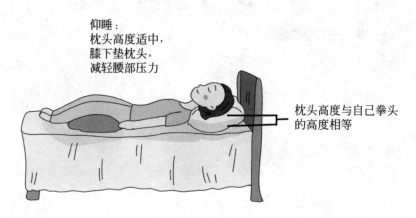

仰睡：
枕头高度适中，
膝下垫枕头，
减轻腰部压力

枕头高度与自己拳头的高度相等

图5-21　正确的仰卧位睡姿

躺着看书、看电视的隐患

躺着看书、看电视，会使附着在颈椎上的肌肉张力不平衡，使其中一部分肌肉处于紧张收缩状态，而另一部分处于相对的牵拉状态。久而久之，长期处于收缩状态的肌肉、韧带就会变得僵硬，并使局部血液循环受到影响，疲劳的肌肉往往会有大量乳酸堆积，能量物质代谢不正常，如此反复的长时期刺激，会导致颈椎骨质增生以及发生无菌性炎症。增生和炎症都可能影响到神经，继而出现颈椎病的症状。

选好枕头养颈椎

人的颈椎有一个略微凸向前方的生理弧度，处于这个位置的时候，颈部肌肉、韧带保持平衡，人体感到最舒服。但在日常生活及工作中，颈椎并不能经常处于生理弧度状态，时间一长，颈部的肌肉和韧带常处于紧张状态，颈部就会感到疲劳。例如，很多人睡觉时喜欢俯卧，整夜头向一侧歪着，使颈背部肌肉、颈椎韧带处于扭曲状态；又如，很多人不用枕头睡觉。这些都容易导致颈椎病。枕头的软硬度、高度都与颈椎病有着直接的关系，枕头不合适容易造成落枕，反复的落枕是颈椎病的先兆。

睡眠是全身放松休息的时候。据统计，人的一生有1/4以上的时间是枕着枕头在床上度过的，枕头对颈椎的影响很大。合适的枕头可以充分放松颈椎，使颈椎得到最好的休息，良好的用枕习惯对于预防和治疗颈椎病都是非常重要的。

枕头的高度适中，即枕头的高度需维持颈椎段本身的生理曲度。这种曲度既保证了颈椎外在的肌肉平衡，又保持了椎管内的生理解剖状态，因此枕头的形态应该是中间低、两端高。仰卧位休息时，枕部接触枕头的部位应低些，这样可以保持颈椎生理曲度不会改变；两端高应与肩的宽度相当，以免侧卧时颈部发生侧屈，使颈椎及其周围的肌肉等组织因过伸或过屈而损伤。一个理想的枕头，最基本的要能够紧密适合颈椎的生理曲度而与颈椎直接接触，枕头调整为中间低、两端高、颈肩缘稍高、对缘低的类马鞍状，也就是常说的B形枕。合理的枕头应是质地适中、无弹性、长方形的。

可选用装有苦荞壳的枕头。据《本草纲目》记载："苦荞味苦，性平寒，能实肠胃，益气力，续精神，利耳目，炼五脏渣秽。"在《千金要方》《中药大辞典》及相关文献中对苦荞都有记载：可安神、活气血、降气宽肠、清热肿风痛、祛积化滞、清肠、润肠、通便、止咳、平喘、抗炎、抗过敏、强心、减肥、美容等。

女性避免颈椎病需要注意的事项

1.内衣不合适

有一些女性长期使用窄带式的内衣或内衣尺寸偏小，穿戴过紧，当连续活动时，上肢肩部肌肉不断运动，而内衣则在肌肤的很小范围内频繁摩擦，时间长了，就可使这些肌肉过度疲劳、血液循环障碍，引起肩背部酸痛、胸闷、头晕、恶心、上肢麻木、头颈部旋转时有针刺感。通过检查会发现肩、背局部肌肉，如背阔肌、肩胛角肌、胸锁乳突肌呈不同程度的老化，X线检查则表现为颈椎退行性改变。

所以，在选购内衣时，一定要注意大小适中。穿戴过程要经常活动上肢，在肩部的位置移动吊带；睡觉时摘下；居家或不迎客时，尽量少穿。

2.高跟鞋之"罪"

穿上高跟鞋，无疑令女性更显高挑、挺拔，更显曲线优美。然而，美也是要付出代价的。穿上高跟鞋后，整个人的重心相对升高，脊柱不得不向前倾以做调整，颈椎的肌肉也变得紧张起来，时间久了，难免会加重颈椎负荷，导致颈椎病的发生。

因此，为了健康，高跟鞋并不适合经常穿。尤其对于有颈腰椎病的患者，鞋跟高度最好选3cm以下的。

3.背挎包，积劳成疾

时髦、漂亮的挎包是现代女性的必备单品，但使用不当，也可能累及颈椎。

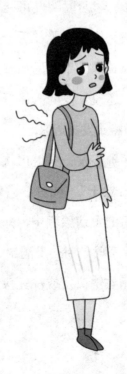

长时间背单肩挎包，肩背部肌肉经常处于收缩状态，就会引起肩背部肌肉痉挛、劳损，久而久之，可能演变为肩背部筋膜炎、颈椎病，甚至导致脊柱力学改变，形成高低肩乃至驼背等。

　　所以，最好是双肩轮换背挎包，或交替使用拎包、双肩背包、单肩长带挎包等，并适当减轻挎包重量。

　　4.长发飘飘，藏隐患

　　长发飘飘，工作、学习时头发可能会滑下来挡住视线，于是有人喜欢用手轻拨，或者干脆往后一甩，久而久之便形成了习惯。甩发是反复、长期、单侧的颈椎运动，容易使颈部劳损而引起病症。所以，建议长发的人最好不要经常性地做甩头发的动作，必要时不妨将头发扎起来。

　　还有的人为了保护头发，觉得用吹风机会伤发，于是洗完头后总是让长发"自然干"，或者认为睡前洗头发睡一觉就干了。殊不知，颈椎病的发病原因中，寒冷、风寒、湿气是常见因素，湿发就寝会使颈项长期处于潮湿中，容易引发颈椎问题。所以，尽量不要在睡前洗头发或洗完头发后未吹干就睡觉，尤其是长发飘飘者。

避免受凉与湿气

寒冷、潮湿等因素，可以通过机体自主神经系统，引起皮肤、皮下组织、肌肉等的血管舒缩功能失调，引起血管痉挛、局部组织供血不足、淋巴回流受阻、组织水肿、代谢产物堆积、结缔组织间渗出、纤维蛋白沉积等一系列变化，患者主观感觉畏寒发凉、酸胀不适，久而久之出现由粘连引起的肌肉僵直、关节活动受限、局部疼痛等症状。

天气变冷以后，暴露在外的颈部肌肉的血液循环减慢，代谢物质排泄也缓慢，常可导致局部发生肿胀。同时，颈部肌肉受到冷的刺激以后，会保护性收缩，以避免过分散热。这样，颈部张力增高，出现力的失衡，可导致颈椎间隙变窄，神经、血管受压，增加了颈椎病发病的危险，这一反应在颈部已有损伤的情况下就更容易发生。因此，在深秋寒冬要注意颈部的保暖。同时，在夏季因贪凉也常见"空调病"，尤其是大量出汗或沐浴后立刻直吹空调，最容易感受寒湿。

"湿气"是中医独有的概念，一般认为脾胃功能失调会引起痰湿在体内积聚，有着"重浊黏腻"的特点，而气候潮湿、饮食油腻寒凉均会造成脾胃功能的损伤，湿邪过重易伤脾阳。中

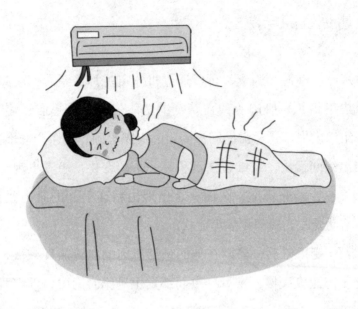

医理论中，脾胃不仅作为人体消化的中枢，脾又主肌肉，所以体内有湿气的人，常有困倦乏力、肌肉酸痛，长期便溏、不成型、粘马桶，舌苔厚腻等表现。排出湿气，除了大家熟知的赤小豆薏米粥，更重要的是规律作息，适当运动，饮食清淡，避免油腻、糖分、热量过高的食物，避免潮湿环境，避免贪凉饮冷，洗头后及时吹干等。

戒烟

长时间的吸烟，大量尼古丁会刺激脊柱血管，使其产生收缩引起血流障碍，从而导致颈部组织损伤。如果再加上气温变化较大、过度疲劳、精神压力过大等因素，可能会引起身体内分泌系统、神经调节功能及免疫系统的变化，从而导致细胞组织代谢异常，颈部组织如血管、韧带发生改变，出现颈部酸胀、疼痛、僵硬、活动受限等症状，有的还会表现为上肢麻痛、头晕、恶心、耳鸣、视物模糊、胸闷等类似心脏疾病的表现，使颈椎病急性发作。因此，戒烟对颈椎病患者的康复也至关重要。

饮酒宜适量

适量饮酒可活血通络、舒筋祛寒，对缓解颈、腰、腿痛或有一定作用。但所谓"过犹不及"，过量饮酒则后果堪忧。

酒的主要成分是酒精，其不仅会抑制成骨细胞，影响新骨形成，还可能进一步损害肝功能，影响维生素D的活化，导致血中活性维生素D水平低下，进一步降低对钙、磷的吸收，增加钙、磷的排泄，久之可能造成骨质疏松，从而引起或加重颈、腰痛。

因此，强调饮酒"适可而止"，这个度以"成人每千克体重承受酒精量1g"为准。打个比方，一个体重60kg的人，一次最多饮普通白酒100mL。

合理选择家庭理疗仪

目前，市售的家用理疗仪，常见有三大类：光疗仪、电疗仪和磁疗仪。例如，近几年常说的频谱治疗仪等，都属于红外线治疗范畴，是光疗仪。电疗仪常用的是低中频治疗仪，它有各种规格，有的甚至设置了上百种模式（不同模式由不同波形、频率的电流针对不同病症而设）。至于磁疗，像近年来兴起的磁化杯、特殊金属的项链（钛圈）等，都属于磁疗，只是其磁场强度比较弱，作用很有限。磁疗仪，则通常由一个台机与两个磁圈构成，通过通电后产生的磁场而起作用。

其中，光疗主要是热效应，但比起普通的热敷，光波可到达更深处的组织，效果更深入；低中频电疗可比作是一种电按摩；而磁疗可通过改变磁圈的位置调节治疗的深度，低强度的磁疗还有消肿作用。这三种理疗仪，最终的目的都是止痛、消炎。

对于普通的颈肩痛，这三种理疗仪首选哪种无所谓，可根据经济情况自行甄选。并不是越贵越好、越复杂越好，只要够用即可。

家用理疗仪的说明书上常常写着各种适应证，仿佛只要自家有个理疗仪，就不需要去医院，自己在家做做理疗即可。实际上，理疗只是一种辅助治疗，特别是家用理疗仪，其用于日常保健尚可，但要想根治颈椎病，恐怕还得由专业人员细查原因，对因治疗才是正道。

总的来说，市面上售卖的理疗仪对于病情较轻的颈椎病或许有一定的疗效，可作为辅助治疗和常规保健用。但对于那些病情较重的患者，或是尚未明确诊断的患者，则不应自行使用理疗仪，否则很可能不仅治不好病，还延误了治疗。此时，必须尽快去医院求助才对。

目前市面产品良莠不齐，在购买理疗仪之前，应先详细了解理疗仪的功能、适应证，选择适合自己的类型。最好是在康复、针灸等专业医生的指导下购买。

基本上家用理疗仪只要按要求使用，都是安全的。但还是有人抱着一种"在自家治疗，可以多做一会儿"的想法，每次治疗都要几小时，这可就不是好事了。例如，红外线照久了，照射处的皮肤会发红，出现小水疱，像烫伤了一般；低中频治疗仪使用久了，反而使肌肉更疲劳（刺激过久令肌肉过度收缩）。所以，理疗仪每次使用30min，每天1～2次即可，而红外线灯的距离、低中频电流强度的选择，则以使用者自身的感受为指标。

体内装有起搏器者，不可使用低中频治疗仪和磁疗仪；而体内有金属（如骨折的内固定钉）者，使用磁疗仪或低中频治疗仪时，治疗强度须较低，而且电极最好采取并置摆放，避免对置摆放。

新竹高于旧竹枝，全凭老干为扶持

——崔述生全国基层名老中医药专家传承工作室简介

　　崔述生教授秉承"继往圣之绝学、扬中医之文化"的宗旨，从事临床与教学工作近50载，著作颇丰。其中《崔氏软伤洗剂治疗膝关节滑膜炎临床观察》《名老中医崔述生推拿手法图谱》《崔述生教授"七线拨筋法"治疗颈椎病的经验发微》等或列入国家重点课题，或在中医界产生巨大影响。他擅于治疗颈椎病、急性腰扭伤、腰椎间盘突出、肩周炎、关节扭伤等伤科疾患；对神经性失眠、耳聋、神经根炎、小儿消化不良、小儿肌性斜颈、小儿遗尿、慢性胃炎等也有独到研究。若说他是中医界的翘楚，一点也不夸张。

　　因此，崔教授获得了国家级传承中医药优秀民族文化"薪火传承人"的殊荣。在这样的背景下，崔述生名老中医工作室于2012年7月诞生了！它是北京市中医药"薪火传承3+3工程"项目。2017年12月经国家批准，又荣升为"崔述生全国基层名老中医药专家传承工作室"，是国家级名老中医药专家传承重点工作室。

崔述生工作室有以下三个特点。

第一，致力于全面系统地挖掘、整理、传承崔述生教授的学术思想。崔述生教授从事中医正骨推拿临床工作近五十年，潜心研究，博采众长，积累了大量临床经验，逐步形成了"中药内治法与外治法相结合、药物治疗与非药物治疗相结合、物理疗法与手法治疗相结合"的独特的学术思想和治疗体系。其临床独创的"头部推拿十法""颈部七线拨筋法""腹部推拿八法"及"拍三拍、扳三扳、点三点治疗急性腰扭伤特色手法"更突显其燕京推拿流派中"拨筋"与"点穴"的渊源与传承。阐释崔述生教授对各种伤科、内科、妇科、儿科疾病的认识，反映其学术思想和特点，详细记录特色治疗方法与临证经验，是工作室的重要任务和职责所在，以便这些宝贵的财富能得到更好的传承与推广，服务于临床。

第二，致力于以医、教、研相结合的方法全方位培养创新型专业传承人才。全面建设以中医传承博士为学术传承带头人的工作室人才梯队，培养优秀的中医药传承骨干，是工作室的发展方向和追求目标。现工作室成员51人，从三甲医院到社区卫生服务中心，广泛分布于医疗卫生系统的各个岗位。完成《崔氏软伤洗剂治疗膝关节滑膜炎临床观察》等国家级、市、区各级课题十余项，编写《名老中医崔述生推拿手法图谱》等四部专著，发表《崔述生教授"七线拨筋法"治疗颈椎病的经验发微》等学术论文二十余篇，促进崔教授学术成果的推广与转化，逐渐形成崔述生工作室"医、教、研一体化"人才培养的品牌。

第三，致力于中医药文化的推广与传播。中医药文化是中华文明的瑰宝，是中国的国粹，它记录了中国人民几千年来同疾病作斗争的丰富经验和理论知识，取得了令世人瞩目的成就。弘扬与发展中医药文化是每一个中医人的责任与义务，是工作室的传承理念和服务方向。工作室每年参加政府组织的中医药文化宣传活动，开展各种形式的义诊和健康讲座等社会公益活动；建立崔述生工作室微信公众号，充分发挥自媒体互联网的影响力，推送原创科普文章，创编电脑工作者"闹钟式"颈部保健操、青少年脊柱保健操，通过线上线下相结合的方式共同普及中医药健康知识，与社会大众进行互动沟通，答疑解惑，为百姓养生防病做出指导，取得了良好的社会影响。

在传承中收益，在工作中成长。"崔述生全国基层名老中医药专家传承工作室"将不忘初心、砥砺前行，积极发挥传承工作室的功能作用。希望与社会各界同道交流合作，取长补短，使中医薪火代代相传！长江后浪推前浪，一代更比一代强。

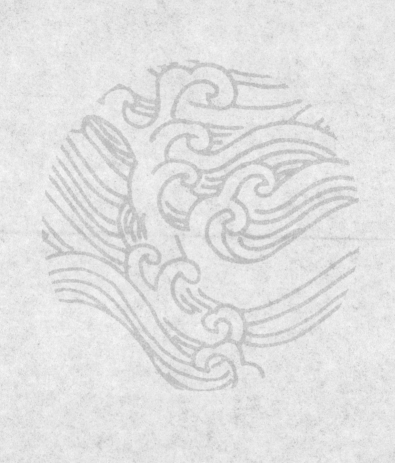